암·질병 예방과 치료에 도움주는
기적의 야채스프

암·질병 예방과 치료에 도움주는
기적의 야채스프

보 우普愚 엮음

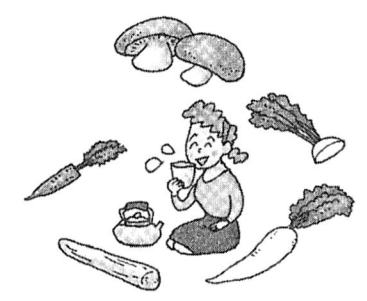

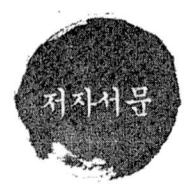

먼저 이 책을 쓰면서 야채스프에 대한 정보 교류가 활발한 다음 (www.daum.net) 카페의 '야채스프1004' 카페 가족님께 누가 되지 않을까 수많은 밤을 지새우며 너무나 많은 고민과 번뇌를 거듭했습니다. 그러나 우리나라에서는 야채스프에 관한 제대로 된 책이 없기 때문에 용기를 내어 출판하게 되었습니다.

"암·질병 예방과 치료를 위한 대안을 제시하고 싶어!"

필자가 야채스프를 처음 접한 것은 2001년 눈 내리는 겨울로 기억한다. 고등학교 은사님께서 위암으로 고통을 받고 계셨는데 야채스프를 복용 후에 완쾌되었다는 소식을 우연히 듣게 되었고 호기심에 야채스프를 접하게 되었다. 야채스프 복용 후 초기에는 가려움증, 무력감, 시력감퇴 등 많은 신체의 변화를 가져왔다. 나중에서야 "명현반응"이란 것을 알게 되었다. 조금 더 조금만 더 일찍 야채스프를 알았더라면 본인이 소중하게 생각하는 모든 분들이 적어도 암 때문에 이별을 고하는 일이 없었을 것이라 확신한다. 당시에는 인터넷을 뒤져봐도 야채스프에 대한 명확한 정보를 찾기가 힘들었고 서

점에서 번역된 책을 접할 수 있는 것이 고작이었다. 본인이 할 수 있는 일은 바로 이것이었다. 인터넷에서 카페를 만들어 수많은 분들과 정보를 공유 할 수 있다면 그 얼마나 좋은 일일까? 2003년 복사꽃 지고 살구꽃 피는 아름다운 봄에 "야채스프1004(http://cafe.daum.net/VS09)" 카페를 만들었다. 카페 도메인에 "VS09"의 뜻은 야채스프+ 죽염이란 뜻이다. 야채스프를 영어로 적절히 표현한다면 "Vegetable Soup"로 나타나며 죽염은 9회 구운 죽염이 최고로 치기 때문에 9라는 숫자를 결합해서 "VS09"라 하였다. 그리고 뒤에 "1004"는 "천사"라는 숫자 표시를 나타낸다. 시간이 흐르면서 죽염에 대한 정보보다는 야채스프에 대한 정보가 더욱 활성화 되어 버렸다. 카페를 운영하다보니 상상 이상으로 많은 분들이 암을 비롯한 많은 질병으로부터 자유롭지 못하다는 진실을 알게 되었다. 처음에는 고통받는 모든 분과 정보를 공유하고, 미력이나마 도움을 드릴 수 있는 인터넷 카페를 만든데 대해서 많은 보람을 느꼈다. 한해가 지나가고 2004년 늦가을 한 통의 이메일을 받게 되었다. 내용은 야채스프에 대해서 제대로 된 책을 한번 만들어 보지 않겠느냐는 출판사의 의뢰였다. 그러나 강의준비와 연구에 시간이 부족하고 야채스프에 대해서 나보다 더 많은 전문가가 계시기 때문에 책을 출판하기에는 벅찰 뿐만 아니라 무엇보다 더욱 큰 이유는 전공과 전혀 다른 부분에서 출판을 한다는 사실이 가슴에 쉽게 와 닿지 못했다. 김영진 이사님께 정중히 거절을 하고 후일을 기약하게 되었다. 시간이 흘러 전국 각지에서 야채스프에 대한 상담전화가 많이 왔다. 현재 인터넷보급률이 1,000만 가구라고 하지만 넘쳐나는 지식 속에 체계화 되어 있지 못하고 정립되지 못한 자료로 인하여 많은 분들에게 혼란만 가중되는 결과를 초래하게 되었다는 것을 그제야 알게 되었다. 비록 전공 분야는 아니지만 단 한분이라도 이 책으로 무서운 암 질환을 예방하고 나아가 암 질환자의 건강을 찾을 수 있다면 너무나 좋은 일이라 느끼게 되었고 마침내 야채스프에 관한 정보를 더 많은 분들과 공유하기로 마음을 먹게 되었다.

이 책은 총 7부로 구성되어 있다. 이 책은 야채스프 요법을 개발하신 "다페이시가즈" 박사님께서 개발하신 「야채스프」를 기본으로 유비쿼터스 한국을 지향하는 21C에 맞게 재구성하였으며 "다음카페-야채스프1004" 가족님들이 알고 있는 해박한 지식과 소중한 경험담을 중심으로 다루었다. 그리고 각종 인터넷의 블로그에 있는 유용한 정보를 추려서 책으로 재구성하였다. 주요 내용을 살펴보면 1부에서 우리는 왜 야채스프를 먹어야 하는가? 2부는 암을 이기는 야채스프 재료의 특징과 효능, 3부는 각종 스프 만드는 방법, 4부는 질병별 야채스프 음용방법, 5부 일반적으로 찾아오는 명현반응, 6부 나의 질병! 이렇게 극복했다. 7부 생활에 도움이 되는 민간요법으로 나누어진다.

마지막으로 야채스프의 정보를 활발하게 교류하는 '야채스프1004' 카페의 가족님과 출판에 큰 영감을 불어 넣어 주신 김영진 이사님, 아울러 편집과 교정을 위해 엄청난 수고를 아끼지 않으신 도서출판 다문 관계자 분 을 비롯하여 수많은 분들께 무한한 감사를 드린다.

인터넷 다음 야채스프1004 카페지킴이 (http://cafe.daum.net/VS09)

보우普愚 최현

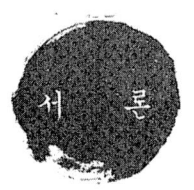

　세계각지의 기후는 늘 일정한 것이 아니라, 어떤 것은 주기적으로 또 어떤 것은 비주기적으로 변동하고 있다. 자연 속에 살아가는 인간 역시 주기적으로 태어나서 건강한 삶을 영위하지만 어떤 사람은 태어나자마자 병마와 싸우거나 살아가면서 병으로 만신창이가 된 채 자연으로 돌아간다. 우리가 직면하고 있는 지진 해일, 태풍, 암, 괴질, 에이즈 등 수많은 기상 이변과 나날이 새로 생기는 질병은 인간을 나약한 존재로 만들어 버린다. 저자는 오래 사는 것보다는 건강하게 살다가 자연으로 돌아가기를 원한다. 어떻게 하면 건강하게 살아갈 수 있을까? 수많은 자문자답 끝에 얻은 결론은 자연으로 돌아가야 한다는 것이다. 자연으로 돌아가야 한다는 말은 무엇인가? 무턱대고 산으로 바다로 가란 말이 아니다. 항상 자연스럽게 살아가라는 뜻이다. 오늘도 자연의 토양 속에서 새로운 싹이 트고 성장하는 야채는 많은 미생물에 의해서 한없는 자연의 혜택을 받고, 태양 빛을 받아 광합성을 하여, 우리 인체가 필요로 하는 영양소 및 건강관리에 필수 요소인 엽록소, 철분, 인 등 미네랄과 비타민 등 필수 물질을 풍부하게 제공해 주고 있다. 그럼에도 불구하고 많은 사람들이 자연을 경시하고, 자연의 혜택을 잊어버린 후에 자연으로부터 버림을 받게 되며, 이후 서서히 병을 얻게 되고, 차차로 중병으로 진행되어 중병 환자가 되어 버린다. 수억의 미생물이 존재하는 토양 위에서 성장하는 야채에는 어떤 항생 물질 보다 우수한 양질이 함유되어 있다는 사실을 우리들이 깨닫지 못하고 있기 때문에 이런 결과를 불러들이게 되는 것이다. 자연에서 자라는 각종 야채는 대개 독이 없으므로 안심하고 쓸 수 있다. 치료는 안 되더라도 몸에 해롭지 않고 오히려 보신, 보양이 된다. 몸이 아프면 잘못된 식생활 습관이 오랫동안 지속되었기 때문이며 회복하는데도 그만큼 시간이 걸리는 것이 정상이므로 장기간 복용해야 하 단방에 낫겠다는 생각을 버리고 인내심을 가지고 느긋하게 임해야 한다. 되도록 자기 스스로 정성껏 만들어 꼭 낫는다는 신념을 가지고 정성을 다해 먹으면 효과가 더욱 나는 법이다.

    신체부위에 어느 곳이 불편하면 해결 방안을 찾기 위해 병원에 가게 되는데 처방약이 원인이 되어 오히려 병이 증가하고 있는 실정 이를 의원병이라 불린다. 우리나라 뿐만 아니라 선진국에서도 약이 인간의 건강을 증진시키는 것이 아니라 전체적으로 볼 때 위협적이라는 비판론이 설득력을 얻게 된 것이 이 때문이다. 영국의 내과 전문의사인 아더허스트 박사는 의원병에 대하여 "병을 치료하는 역할과 각종 질병을 유발하거나 심화시키는 역할까지 의사들이 하고 있다. 각종 질병은 환자의 스트레스, 결핵, 당뇨병, 심장병, 고혈압, 심지어 암까지도 포함된다." 라고 말한다. 그렇다! 병의 60퍼센트까지는 의사가 만드는 것이라고 말하는 의사도 있다. 그러나 현대인은 의원병이 얼마나 무서운지 모른 채 병원에 갔다가 오히려 새로운 병을 얻는 오류를 범하고 있다. 우리나라는 매스컴을 통한 약의 과대 선전이 '약이 병을 고치는 것'이라는 맹신으로 상식화되어 의료기관이라는 미명아래 병원의 수가 늘어나고 있다. 이러한 이유로 현대 의학은 만병통치가 아니라는 사실을 하루라도 빨리 알아야 건강을 찾을 수 있다. 병원은 적절하게 이용해야지 맹신해서는 안 된다. 신체는 너무나 민감하기 때문에 관리만 잘하면 무병장수 할 수 있으나 몸을 혹사시키면 불청객은 반드시 찾아온다. 따라서 질병이 발생하는 모든 책임은 개인에게 있다고 할 수 있다. 소중한 우리 몸에 불청객이 찾아왔다고 해서 무작정 포기한다면 그것 또한 무지의 극치가 아닐 수 없다. 병을 치유할 수 있는 가장 좋은 약은 병을 이길 수 있다는 믿음과 신념을 가지는 것이다.

사실 병을 고치는 것도 중요하지만 병이 오기 전에 예방하는 것이 훨씬 중요하다. 야채스프는 암을 예방할 수 있는 최선의 방책 가운데 하나이다. 이와 함께 믿음과 신념이야말로 모든 생명체가 가지고 있는 자연 치유력을 극대화시켜 질병을 예방하고 치유하는데 꼭 필요하다. 나머지는 보조수단일 뿐이라고 본인은 생각한다. 이제라도 늦지 않았다. 물질문명이 주는 풍부함을 다소 멀리하고 바른 식생활 습관을 가지고 지혜롭게 살아간다면 병원은 먼 나라 이야기 일 뿐이다.

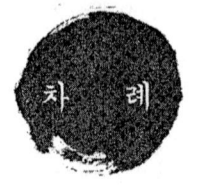

차 례

제1부 우리는 왜 야채스프를 먹어야 하는가? 16

제2부 암을 이기는 야채스프 재료의 특징과 효능 24
    1. 무 24
    2. 무청 28
    3. 당근 29
    4. 우엉 31
    5. 표고버섯 32
    6. 현미 34

제3부 각종 스프 만드는 방법 38
    1. 야채스프 만들기 38
    2. 현미차 만들기 48
    3. 무엿 만들기 49
    4. 진해제 만들기 50
    5. 증혈식 만들기 50

제4부 질병별 야채스프 음용 방법 54
    1. 암과 에이즈 55
    2. 당뇨병 60

3. 신장병   62
4. 아토피 피부염   65
5. 통풍   67
6. 고혈압   69
7. 백혈병   70
8. 기타   71
9. 야채스프 요법에 의한 각종 질환 치료 기간   74

제5부 일반적으로 찾아오는 명현반응   78

1. 각종 암에서 찾아오는 명현 반응   85
2. 아버지의 호전반응   87
3. 제가 경험한 것   89
4. 저희 가족이 경험한 반응들...   90
5. 아빠가 구토증세를...   92
6. 수술부위가 따끔거리신다는데...   93
7. 한 달 복용하셨는데, 일시적으로 종양이 커질 수도 있나요?   94
8. 치열 증세도 야채스프랑 상관이 있는 걸까요?   97
9. 야채스프 삼일째 식구들의 반응   99
10. 명현반응은 잘 모르겠구요.   100
11. 소화불량과 복부팽만감   102
12. 복부 팽만하면 입맛이 없어야 하는데 입맛이 더 좋아져요.   104
13. 명현반응 맞나요?   105
14. 확실한 명현반응이라 생각되옵니다.
      님들의 의견을 듣고 싶습니다.   106
15. 속이 답답한 것 그것도 명현?   108
16. 추위를 타는 명현반응도 있나요?   109
17. 아직 명현반응이...   110
18. 껍질이 벗겨집니다. 이것도 명현반응인가요?   111
19. 명현 증상인가요?   114
20. 복용한지 두달이 돼 갑니다. 그런데 식은땀...   116

21. 너무 피곤해 하네요. 118
22. 복용한지 일주일 어지럼증이 심하시네요. 119
23. 남자 친구의 명현현상(복용 10일 정도)... 120
24. 명현 반응 맞습니까? 아기의 증상이... 122
25. 이게 명현 반응인지? 125
26. 엄마의 증상이 여러가지가 나타납니다. 126
27. 생각해보니 엄마가 이런 증상들이 나오기전에... 128
28. 며칠 야채스프를 복용하지 않았더니... 130
29. 명현 현상일까요? 걱정됩니다. 131
30. 저희 어머니 명현 반응은요. 133
31. 순간 순간 피로감과 잠이 쏟아집니다! 135
32. 어머니 증상에 대해서... 136
33. 전 눈이 넘 아팠구요 두통도 많이 심했습니다. 137
34. 거침 없는 설사에... 138
35. 복용 4일째 140
36. 폐암 말기 명현반응일까요? 141
37. 숨이 차다고 하시는데... 142

제6부 나의 질병! 이렇게 극복했다 146

1. 시어머님의 간경화 고친 이야기 146
2. 1차 항암 마치고... 149
3. 저의 체험담 150
4. 어머님 체험 수기 151
5. 저의 경험담입니다.(아토피) 152
6. 대장암 말기 판정을 받고 153
7. 위암 말기에서 기적적으로 살아나다. 155
8. 옆집 아저씨의 체험담 157
9. 신체가 건강하면 하는 일도 모두 잘 돼요. 158
10. 투병일기(위암) 159
11. 간암 정말 어려운 병이지요? 161

12. 야채스프 정말 최고입니다!   164
13. 안구 건조증 다 나았어요.   165
14. 대장암 수술 후   166
15. 돋보기가 필요없게 됐어요.   167
16. 본인이나 가족중에 암 환자가 있는 분들께   170
17. 가족의 사랑이 필요합니다.   172
18. 없던 생리가...   173
19. 짧게 한마디 쓸께요.   174
20. 7개월 전에 처음 접했던 야채스프 믿습니다.   175
21. 절망 가운데서 피어난 기적   176
22. 주부 습진이 없어지다니...   178
23. 늘 배가 아픈 아이   179
24. 확실하게 나은 잇몸   181
25. 아토피와 야채스프   183
26. 신기해요.   185
27. 여러분 희망을 가지세요.   186
28. 나에게도 기적같은 일이...   188
29. 췌장암을 고친 사례   190
30. 설암 수술후...   192

제7부 생활에 도움이 되는 민간요법   196

1. 체질 감별   199
2. 피부와 건강을 위한 24시간 생활법   202
3. 일반 상식   218

제1부 우리는 왜 야채스프를 먹어야 하는가?

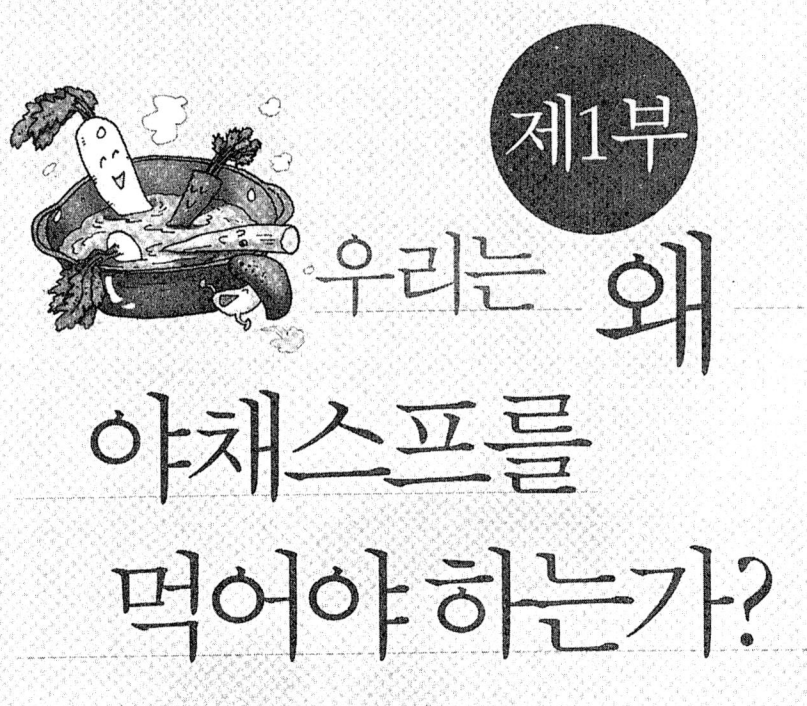

우리는 왜 야채스프를 먹어야 하는가?

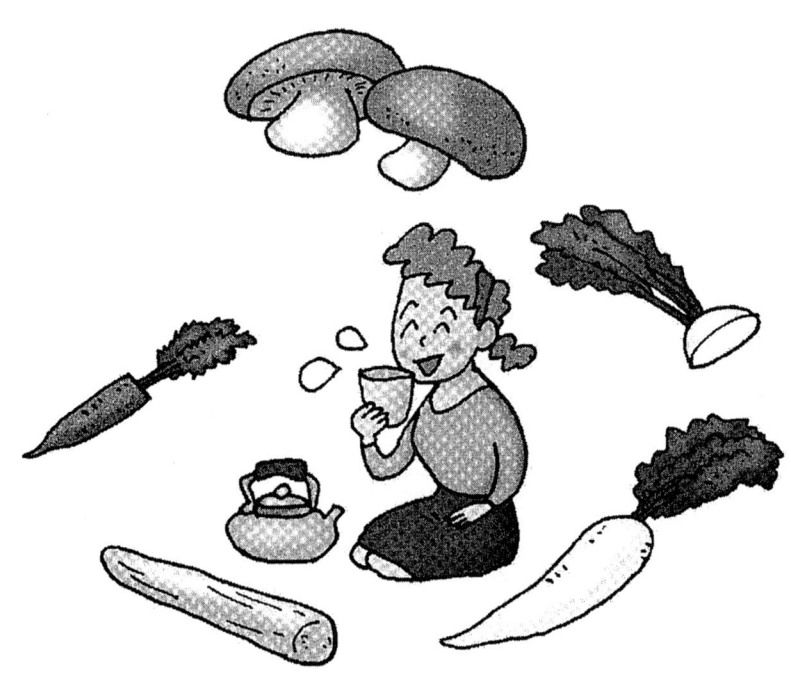

- 말기 암도 반드시 이길 수 있다!
- 야채스프 요법으로 시어머니의 간경화를 치료하였다.
- 안구 건조증이 어느 순간에 없어졌다.
- 어느 순간에 당뇨약을 끊게 되었다.
- 고혈압은 먼 나라 이야기 일 뿐...
- 없던 생리가...
- 대장암을 야채스프로 치유 했다. 병원에서는 기적이라고 했다.
- 나는 간암으로 3개월 선고 받았으나 지금 8개월째 건강하게 살고 있다.

2002년 말부터 언론이나 잡지에서 시작된 "well-being"이라는 단어 즉 삶의 질을 강조하는 단어에 힘입어 건강에 대한 관심이 가히 폭발적이다. 위의 몇 가지 사례는 어느 사이비 종교의 문구가 아니라 야채스프를 직접 체험한 야채스프 천사카페 가족과 주위의 생생한 증언들이다. 이웃 섬나라 일본의 생물학 박사인 "다페이시가즈"가 약 30년 전 개발한 야채스프는 '만병통치약'이라는 말이 하나의 상식으로 되어 있다. 야채스프의 기본원리는 인체의 3대 구성인 체세포, 콜라겐, 칼슘의 균형을 유지하는데 있으며 이로 인하여 다양한 치료 효과를 나타난다. 이로 인하여 현대병이라고 하는 "암, 당뇨, 치매, 아토피, 백혈병"등에 상당한 효과가 있는 것으로 우리나라에서는 수십 년 전부터 알려져 왔다. 건강한 사람이라도 야채스프를 복용하면 질병을 미리 예방하고 피로를 없애주며 피부노화 방지 등에도 탁월한 효능이 있다. 야채스프 재료는 식탁위에서 볼 수 있는 우엉, 당근, 무청, 무, 표고버섯 이 5가지 재료에서 추출하여 만들기 때문에 전혀 부작용이 없으며, 사람의 몸에 필요한 대부분의 영양분이 들어 있다. 야채스프 창시자인 "다페이시가즈" 박사가 현미경을 보고 있을 때의 일이다. 야채스프의 효능을 실험하기 위해서 암세포에 야채스프를 접촉시

키자마자 그때까지 활발하게 활동하며 증식하고 있던 것이 멈추게 되었다. 야채는 우리가 쉽게 접할 수 있는 시장에 널려 있는 것이지만 야채 속에 생명의 근원이 있기 때문에 수천 년 동안 인류의 사랑을 받고 있었고 앞으로도 사랑 받을 것이다. 다페이시가즈 박사의 인고의 고통 끝에 야채스프가 탄생된 것이다. 그리고 꾸준한 연구 끝에 야채스프 효과를 극대화하기 위해서 보충하는 현미차 등의 이용법을 완성시켰다. 각종 암, 고혈압, 당뇨 등으로 수년간 고생하다가 병원에서 평생을 약과 함께 살아야 한다는 사람, 그 무서운 항암치료를 받고 있는 많은 사람들 중 암은 아니라도 허약한 체질인들 등 야채스프 덕택에 건강해졌다는 사람들이 주위에 너무 많아서 그 사례를 열거하기 힘들다.

다페이시가즈 박사는 야채스프가 암환자의 손상된 생식세포 이외의 세포인 체세포(Somatic Cell)를 놀라울 정도로 소생시켜 장기 복용 시 암 이전의 상태로 회복시킨다고 주장하였다. 그 이유를 살펴보면 인체에서 가장 딱딱한 단백질인 콜라겐을 증강시켜 나이에 관계없이 성장 때의 아이들과 같은 몸을 만드는 대부분의 영양분이 야채스프에 들어 있기 때문이다. 그리고 체내에 들어오는 야채스프가 화학변화를 일으켜 30가지 이상의 항생물질이 되는 것이다. 이 중에서도 아미노산[1])과 같은 암세포에 달라붙는 특수한 물질이 증가

---

1) 아미노산은 단백질을 구성하는 기본단위로 인간을 비롯한 모든 동물에 있어서 생명을 유지하기 위한 필수 영양소 이다. 아미노산의 체내에서의 작용은 에너지원(源) 작용, 영양소 운반, 항체(抗體) 및 호르몬 생성, 혈액 농도 조절, 헤모글로빈(적혈구에 내포된 색소) 생성, 효소 구성 및 신진대사 촉진, 유전자의 정보를 단백질로 표현을 한다. 필수아미노산이라 하여 8종이 있는데 이소류신(Isoleucine), 류신(Leucine), 리신(Lysine), 페닐알라닌(Phenylalanine), 메티오닌(Methionine), 트레오닌(Threonine), 트립토판(Trytophane), 발린(Valine)이 여기에 해당된다. 위에 소개한 것 중 8종의 필수아미노산 중에 한 종류라도 부족하면 단백질을 합성하지 못하는 것으로 알려져 있다.

함으로써 암은 억제된다. 야채스프는 신체 밸런스를 유지시켜 주기 때문에 체세포를 바꿀 수 있다. 바뀐 체세포는 암에 대한 면역을 가지고 있기 때문에 야채스프를 꾸준히 복용한다면 두 번 다시 암에 걸릴 확률이 아주 낮아진다고 말한다.

  말기 암환자라도 많은 사람들이 위와 같은 이유로 야채스프의 효능을 봤다고 자신 있게 이야기하고 있다. 산소 호흡을 하고 있는 말기 암환자는 의사가 야채스프 200cc와 현미차 200cc를 45분 간격으로 카테텔을 이용하여 위 또는 장으로 통과시키면 체세포가 증가하며 야채스프와 현미차의 작용으로 생체 자체가 소생하여 원기를 되찾기 때문이라고 한다. 이 경우 환자에게 투여하는 야채스프와 현미차는 매일 각 600cc 정도면 된다. 그리고 다음날부터는 환자 자신이 손수 먹을 수가 있게 된다. 주의해야 할 것은 가능한 항암제나 그 외의 약물 투여는 지양해야 한다. 불가피한 경우에는 야채스프와 현미차를 마시고 나서 약 30분 후에 사용하도록 한다. 그리고 야채스프는 체세포의 증식강화를 촉진함과 동시에 백혈구, 혈소판의 증강과 종양 세포를 죽이는 면역 체계의 핵심요소인 T세포(T림프구)의 작용을 3배의 속력으로 증가시켜 체력을 강하게 한다. 이 결과 면역력이 강화되어 암이나 에이즈 같은 매우 광범위한 질병에 위력을 발휘한다. 또 현미차는 당뇨병 환자에게 있어서 이뇨 작용을 촉진하여 당을 분해하고 인슐린의 작용을 도와주는 최고의 효능을 갖춘 음식물이다. 동시에 복막에 고인 물을 빼는데도 어떠한 이뇨제보다도 빨리 효과가 나타나며 혈액이나 혈관내의 정화작용에 있어서도 놀라운 위력을 가지고 있다. 심장병 환자는 야채스프와 현미차를 하루에 2,600cc 이상을 3주 이상 먹으면 정상으로 돌아가게 된다고 한다. 암에 대해서도 야채스프와 현미차를 함께 복용함으로 치유에 최고의 조건을 만들어 준다.

같은 이치로 건강한 사람이 계속 마시면 암 등 각종질환의 예방이 가능해지는 것이다.
　야채스프는 인간을 만들고 있는 가장 중요한 체세포가 나이와 함께 점점 재생을 하지 못하게 되어 체세포에 노화현상을 일으키지 않도록 하고 재생능력을 왕성하게 해주는 역할을 한다. 그러기 위해서는 야채스프가 인간의 두뇌에 최우선적으로 작용해야만 한다. 인간의 체세포 레벨까지 온몸의 교정은 뇌에서 행해지고 있기 때문이다. 그리고 뇌의 구성 요소를 분석해 보면 육류나 칼슘 등이 커다란 비율을 차지하고 있으며 야채스프에는 인으로 시작해

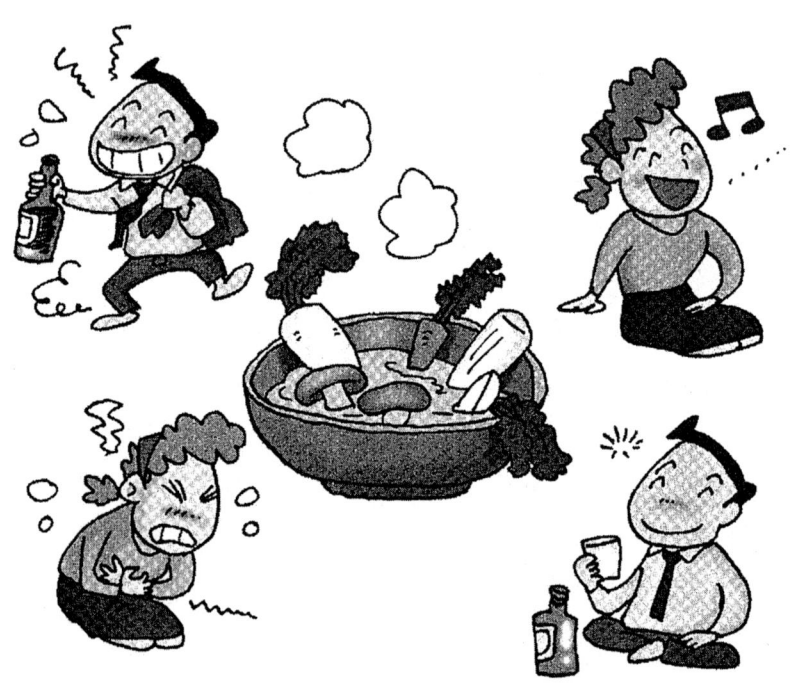

서 칼슘까지 다양한 영양분이 존재하여 체세포의 노화 현상을 대응하도록 한다. 야채스프를 복용함으로써 사람 체중의 16%가 단백질인데 이중의 1/3을 구성하고 있는 콜라겐(Collagen)의 작용을 3배로 늘려 성장과 노화를 늦추는 것이다.

야채스프를 복용하면 신체의 변화가 나타나는데 가장 두드러진 경향이 신체의 면역력이 강해져 각종 성인병을 예방하고 암에 대한 두려움으로부터 벗어나게 된다는 것이다. 게다가 술을 드시는 분들은 술에 강해진다는 것이다. 스프를 먹기 시작해서 1주일이 지나면 효과가 나타나는데 숙취가 없어지므로 적당한 점에서 술을 끊으면 된다. 항상 술을 마시는 사람은 반대로 술을 못 마시게 되는 경우도 있다. 필자는 야채스프 복용 후 숙취가 없어졌다. 여성의 경우 불규칙하게 진행되는 생리가 처음에는 1개월에 2번 지속되다가 1번으로 진행되며 생리통이 없어진다. 야채스프1004 카페 가족 중에서 수술 후 자궁이 거의 남지 않았지만 생리를 하는 사례가 보고되었다. 필자는 수년째 야채스프를 평상시에는 매일 300cc 정도 먹고 컨디션이 좋지 않을 때는 600cc~800cc를 복용하는데 야채스프 복용하는 동안 감기에 걸려도 1주일이면 회복하게 되고, 새벽까지 술을 먹어도 숙취가 없다. 야채스프만으로도 저자의 몸은 충분히 유지할 수 있기 때문에 아무리 바쁜 일이라도 거뜬히 해 낼 수 있었다.

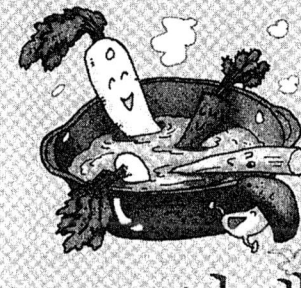

암을 이기는 야채스프 재료의 특징과 효능

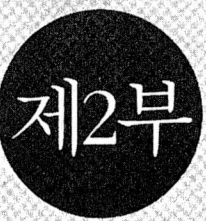

제2부

암을 이기는 야채스프 재료의 특징과 효능

1. 무

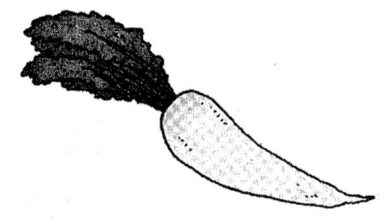

무는 배추·고추와 함께 우리나라 3대 채소 중의 하나이다. 큰 원추형 뿌리의 윗부분은 줄기지만, 그 경계가 뚜렷하지 않다. 원산지에 대해서는 지중해 연안이라는 설, 중앙아시아와 중국이라는 설, 중앙아시아와 인도 및 서남아시아라는 설 등이 있다. 이집트의 피라미드 비문(碑文)에 이름이 있는 것으로 보아, 재배 시기는 상당히 오래 되었다고 할 수 있다. 중국에서는 BC 400년부터 재배되었다. 한국에서도 삼국시대부터 재배되었던 듯하나, 문헌상으로는 고려시대에 중요한 채소로 취급된 기록이 있다. 〈본초강목〉등의 기록을 보면 무 생즙은 소화를 촉진시키고 독을 푸는 효과가 있으며, 오장을 이롭게 하고 몸을 가볍게 하면서 살결이 고와진다고 한다. 또 무즙은 담을 제거하고 기침을 그치게 하는가 하면, 각혈을 다스리고 속을 따뜻하게 하며 빈혈을 보한다고 했다. 그리고 무즙은 술독을 풀고 어혈을 흩어버리는데 아주 좋은 효과가 있으며, 생즙을 마시면 설사를 다스린다는 기록도 있다. 실제로 무잎에는 비타민 A·C가 특히 많이 함유되어 있고 칼슘·나트륨등의 미네랄도 풍부하다. 비타민·미네랄이 부족하면 피로감이나 권태감이 오게 마련인데, 이럴 경우에는 몇 가지 다른 재료와 함께 무 배합 생즙을 내 먹으면 좋다. 빈혈로 안색이 나쁜 사람이나 스테미너가 부족한 사람에게도 효과가 있다.

칼슘이 많기 때문에 이빨이 약한 사람이나 임산부에게도 유효하고, 무생즙에 물엿을 적당히 가미하여 먹으면 기침·천식·백일해·두통 등에 특효가 있다. 중풍에는 무생즙에 물엿과 생강즙을 혼합하여 마시면 좋고, 또 무생즙 반홉에 떫은 감즙 반홉을 타서 하루에 두세 차례 공복에 마시면 아주 좋다. 각기와 부종 등에도 무생즙이 좋다.

한편 무의 매운 맛은 인이 함유된 탓인데, 이 성분이 분해된 것이 개자유다. 무의 비타민 C는 육질 부분보다 껍질에 두 배나 더 들어 있다고 한다. 또 앞에서 본대로 무잎에는 다량의 비타민과 풍부한 디아스타제와 글리코타제·갈락타제 등의 효소도 있다.

기록에 의하면 이집트의 피라미드 건설에 동원된 노예들이 마늘과 함께 무도 날로 먹었다고 한다. 무에는 수분이 많아 노예들의 굶주림과 갈증을 풀어주었기 때문이다. 그리고 무에는 풍부한 단백질과 비타민까지 들어 있으니 노예들에게는 적절한 영양 공급원이었다. 그러나 서양 사람들은 무를 즐겨 먹지 않았고, 동양 사람들이 지금껏 무를 많이 먹고 있다.

무 100g의 성분을 보면 수분이 90%이고 단백질이 2%, 나머지는 지방질·당류·섬유질·회분·칼슘·인·철분·비타민 B와 B2와 C 등이다. 무 속의 비타민은 밀감 다음으로 많다. 한국의 무는 중국을 통하여 들어온 재래종과 중국에서 일본을 거쳐 들어온 일본무 계통이 주종을 이룬다. 재래종에는 진주대평무·중국청피무·용현무·의성반청무 등이 있으며, 깍두기나 김치용으로 많이 쓰인다. 뿌리 줄기는 7~8cm, 뿌리 길이는 20cm, 무게는 800g 정도다. 재배 기간은 약 3개월이며 가을 늦서리 맞은 후에 수확하는 것이 좋다. 이 밖에도 뿌리줄기는 2~3cm, 뿌리길이는 8~9cm, 무게는 300g 정도의 서울 봄무가 있다. 이를 개량한 대당 봄무가 육종되어 많이 재배되고 있다. 일본무는 주로 단무지용으로 재배되며, 대표적인 품종으로 미농조생무·청수궁중무가 있다. 서양 무에는 파종 후 약 20일이면 수확이 가능한 20일무, 40일이면 수확하는 40일무 등이 있다. 전자는 붉고 둥글며, 후자는 붉으면서도 보통무처럼 길다. 전체적으로 회갈색인 검정무도 있으며, 약용으로 서양에서 주로 쓰인다. 뿌리가 보다 가늘고 딱딱하며, 잎도 보다 작은 것을 갯무라고 하는데, 제주도와 동해 남부에 자생한다. 무를 재배할 때 가을무는 8월 중순이나 하순인 처서에 파종하여 11월 늦서리 맞은 후에 수확하는 것이 좋다. 봄 무는 3~4월에 하우스에서 파종하여 5~6월에 수확한다. 여름 무는 해발고도 600m 이상의 고랭지에서 재배 가능하나, 한국에서는 대관령에서 많이 재배된다. 그러나 보통은 가을 무 재배가 주종을 이룬다. 야채스프용 무는 지력을 많이 받는 가을무가 좋다. 서늘한 기후를 좋아하며, 일반적으로 가을재배에서는 꽃대가 오르지 않는다. 그러나 기온이 10℃ 이하로 2주 이상 계속되면 꽃눈이 형성되어 꽃대가 오르게 되므로, 온도 관리에 신경을 써야 한다. 재배 기간 중에 건습(乾濕)이 심하게 반복되면 뿌리가 갈라지는 현상이 일어나므로, 수분을 공급하는 데 유의해야 한다. 가을무는 잎을 제거하고 수확하여 가마니에 넣으나, 봄무는 잎과 같이 수확한다. 저장 적정온도는 0℃, 습도는 95% 정도이다. 무는 저장이 비교적 쉬우나 얼거나 바람이 들지 않게 −1.5℃ 이하로 떨어지지 않게 주의 한다. 재래종의 경우 얼지 않도록 흙 속에 움 저장[2]을 하면, 다음 해 봄까지 저장이 가능하지만 최근에는 보존 기술이 우수해서 냉장 보관을 잘한다면 다음해 늦가을 수확까지 보관이 가능하다. 무에는 비타민 C가 많이 들어 있어, 겨울철의 비타민 공급원이 된다. 그리고 뿌리에는 디아스타아제라는 전분분해효소가 들어 있어, 소화를 촉진시키는 역할을 한다. 또한 요소를 분해해서 암모니아를 형성하는 산화 효소와 카탈리아제 등이 들어있어 김치·깍두기·무말랭이·단무지 등 다양하게 이용하고 있다. 씨는 거담제 및 건위제로 약용하기도 한다. 좋은 무는 몸통이 매끈하고 윤기가 있으며, 무청이 싱싱하게 달려있고, 단단하고 몸통에 가로 줄무늬가 있고 진흙밭에서 재배된 것이 좋다.

이런 효과로 인해 무의 성인 질환 예방 효과는 탁월하다는 것이 전문가들의 한결같은 증언이다.

무의 효능

종기, 중이염, 고혈압, 상처 치료(곪음 방지), 코감기, 축농증, 비강질환, 코 점막, 목의 통증, 입안 통증, 기침, 가래

무즙+꿀 (기관지 보호, 설사, 갈증)
무즙+마늘 (재채기, 콧물 감기)
무청 쥬스 (만성 변비, 설사)

---

2) 움 저장이란 흙(땅)속에 저장하는 방법으로 양지바르고 습하지 않는 배수가 잘되는 마른땅에 깊이 45센티 정도로 구덩이를 판 후 무를 거꾸로 세워 뿌리가 하늘로 향하게 정렬한 다음 흙으로 무 사이를 채우고 무가 보이지 않을 정도로 흙을 덮어두는 저장 방법이다. 그러면 지표면에서 약 3센티 정도 아래에 무가 묻히게 된다. 그 위에 비닐이나 마대로 위에 펼쳐 덮고 20센티 정도 복토한 다음 그 위에 땅이 얼지 않도록 짚이나 마른 풀잎으로 덮어서 월동시키는 방법이다.

2. 무청

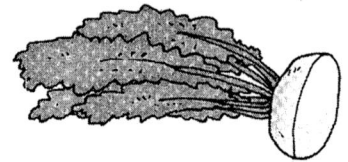

식품연구원 김영진 박사팀은 "콜레스테롤 감소 효과" 무를 수확하고 남은 잎과 줄기, 즉 무청이 간암을 억제하는 효과가 있다는 실험 결과를 발표하였으며 간암 억제 효능이 있을 뿐만 아니라 식이섬유와 칼슘(Ca), 철(Fe)을 공급할 수 있는 우수한 식품소재라고 밝혔다. 또 무청에 있는 철은 조직에 결합된 상태에서는 쉽게 흡수되지 않는 단점이 있어, 흡수되기 쉬운 상태로 만드는 무청 가공 방법도 개발했다. 김영진 박사팀의 실험에 따르면 간암이 발생되는 실험쥐에 무청을 먹이고 사육한 결과, 무청을 섭취한 쥐는 그렇지 않은 쥐보다 간암 발생률이 현저히 적었다. 죽상동맥경화증(Atherosclerosis)[3]을 억제하기 위해서는 혈액 내 콜레스테롤을 감소시켜야 하는데, 식품에 내포된 식이섬유는 콜레스테롤 저하작용에 효과가 있다는 것이다. 무청의 식이섬유함량을 조사한 결과, 무청에는 식이섬유가 상당히 풍부하며 배추나 무보다도 더 많은 것으로 나타났다.

야채스프용 무청은 반드시 무잎이라야 하며 다른 근채류는 당질이 다르기 때문에 사용하면 안 된다. 요즈음 농업 기술의 발달로 언제나 무가 생산되기 때문에 조금만 노력한다면 무잎을 구할 수 있으나 가을 서리 맞은 무청이 효과가 좋으므로 늦가을에 무청을 구하여 직접 말리는 노력이 필요하다. 특히

---

[3] 죽상동맥경화증은 진전될 때까지 특별한 증상이 없으며 심장에서 체내 각 부위로 산소와 영양분을 운반하는 동맥의 혈관벽이 두꺼워 지는 질환으로 신장손상, 관상동맥질환 등으로 생명에 지장을 줄 수도 있다. 따라서 금연과 식이요법을 준수하고 꾸준한 운동을 하는 예방이 최선의 방법이다.

주의할 사항은 야채스프용 무청은 반드시 무공해여야 한다. 무청은 삶지 않은 상태에서 햇볕에 말리거나 바람이 통하는 서늘한 그늘에 말려서 보관한다. 일반적으로 무청을 서늘한 그늘에 말리면 4개월에서 5개월이 걸리며 햇볕에는 조금 빠르게 마른다. 건조된 무청은 서늘한 곳에 두면 곰팡이가 자라지 않는다. 그러나 장마철에는 무청이 쉽게 상하게 되는데 밀봉하여 방습제를 넣어두면 오랫동안 보관이 가능하다. 필자는 12월부터 무청을 말리기 시작해서 이듬해 4월까지 말려서 무청을 확보한다. 보관은 실리카겔을 넣어서 밀봉 보관하는데 1년 넘게 보관이 가능하였기 때문에 언제나 서리맞은 무청으로 야채스프를 만들어 먹고 있다.

3. 당근

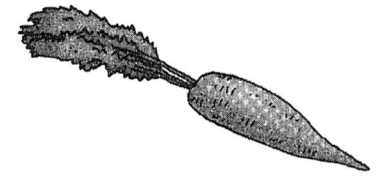

홍당무라고도 하며, 아프가니스탄이 원산지이다. 높이는 큰 것은 1m에 달하기도 하며 곧게 자란다. 뿌리는 굵고 곧으며 황색·갈색·붉은색을 띠고 가지가 갈라지며 세로로 모가 난 줄이 있고 퍼진 털이 있다. 잎은 잘게 찢어진 3회 깃꼴 겹잎이고 털이 있다. 뿌리에서 나온 잎은 잎자루가 길다. 꽃은 7~8월에 흰색으로 피고, 줄기 끝과 잎겨드랑이에서 나온 꽃줄기 끝에 산형꽃 차례를 이루며 달린다. 3000~4000개의 작은 꽃이 1주일간 핀다. 총포는 잎 모양이고 뒤로 젖혀지며 갈라진다. 꽃받침과 꽃잎은 각각 5개이고 수술도 5개이며 1개의 암술이 있다. 씨방은 하위(下位)이다. 열매는 분과(分果:분열과에서 갈라진 각 열매)로 긴 타원 모양이고 가시같은 털이 있다. 열매가 익으면 뿌리와 잎이 말라버린다. 뿌리는 채소로 식용하는데, 비타민 A와 비타민 C가 많고, 맛이 달아 나물·김치·샐러드 및 서양 요리에 많이 이용한다. 한방에서는 뿌리를 무릎이 아프고 붓는 현상인 학슬풍(鶴膝風)의 약재로 쓰는데, 이질·백일해·해수·복부 팽만에 효과가 있고 구충제로도 사용한다. 유럽·북아프리카·아시아에 걸쳐 분포한다. 유럽에는 10~13세기에 아랍 지역으로부터 들어왔으며, 중국에는 13세기 말 원나라 초기에 중앙아시아로부터 들어왔다. 한국에서는 16세기부터 재배하기 시작했다. 당근은 껍질 부분에 중요한 요소가 많이 들어 있으므로 흙만 제거하고 껍질 채로 사용하는 것이 좋다. 토양 자체에서 많은 양분을 뿌리 부분에 흡수시키기 때문이다. 당근은 머리 부분에 검은 테두리가 없는 것이 우량품이며 형태가 좋고 매끈하며 가운데 심이 없는 것이 좋은 것이다. 당근은 씻으면 반투명의 막이 벗겨지는데 이것을 벗기면 장기간 보관이 어렵다. 따라서 씻지 말고 흙이 묻은 상태에서 저장을 해야 한다. 무농약 당근이 좋으나 흙이나 농약은 물로 씻으면 제거되기 때문에 야채스프 재료로 사용하는 당근은 일반적으로 판매하는 당근으로 사용해도 무관하다. 걱정이 된다면 무농약 당근을 사용하면 된다. 야채스프용이 아닌 생식으로 당근을 먹는다면 다른 채소와 같이 먹으면 좋지 않으므로 당근 자체만 먹는 것이 좋다. 당근 역시 성인병 예방에 탁월한 것이 학계에서 계속 입증되고 있다.

당근의 효능

만병의 묘약, 눈의 피로, 시력 회복, 두뇌 개발, 피부 미용, 편도 개선, 피로 회복, 혈액 증가, 빈혈, 야맹증, 각막 건조증, 카로틴이 많아 저항력 증강, 활성 산소 제거, 식욕 증진, 비만 예방, 호흡기 감염의 예방과 치료, 종합 비타민제

4. 우엉

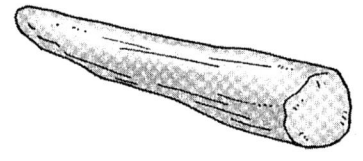

높이 50~150cm이다. 곧은 뿌리가 30~60cm 자라고 끝에서 줄기가 나온다. 뿌리에 달린 잎은 무더기로 나오고 잎자루가 길다. 줄기에서는 어긋나며 심장 모양이다. 겉면은 짙은 녹색이지만 뒷면에 흰 솜털이 빽빽이 나며, 가장자리에 이 모양의 톱니가 있다. 꽃은 7~8월에 피는데 검은 자줏빛이 돌며, 두화는 가지 끝에 산방꽃 차례로 달린다. 총포는 둥글고 포는 바늘 모양이며 끝이 갈고리처럼 생긴다. 꽃은 관상화이고 종자는 검은색이며 관모는 갈색이다. 열매는 수과로서 9월에 익는다. 강건하여 병이 거의 없고 추위에도 매우 강하며 토질을 별로 가리지 않는다. 번식은 종자나 포기 나누기로 한다. 유럽 원산의 귀화식물이다. 품종으로는 뿌리가 길고 굵은 '농야천'과 육질이 좋고 뿌리가 짧은 '사천' 등이 있다. 조리법은 장아찌를 만들거나 조림을 하여 반찬으로 먹는다. 뿌리에는 식물에서 에너지 저장 창고 역할을 하는 이눌린(Inulin)과 아미노산의 일종인 팔미트산(Palmitic acid)이 들어 있다. 유럽에서는 이뇨제와 발한제로 쓰고 종자는 부기가 있을 때 이뇨제로 사용하며, 인후통과 독충(毒蟲)의 해독제로 쓴다. 일본에서 많이 재배하며 유럽, 시베리아, 중국 동북부에 야생한다.

우엉은 아주 큰 것부터 가는 것까지 가지각색이다. 야채스프에 좋은 우엉은 껍질에 상처가 없고 갈라지지 않고, 표면을 눌러 보았을 때 단단해야 하며 껍질의 흙이 말라붙어 있지 않고 굵기는 10원짜리 동전의 지름보다 같거나 조금 큰 것을 사용하는 것이 좋다. 영양분이 없기 때문에 표고버섯과 함께 복용하면 좋다.

우엉의 효능

열 동반 기침, 가래, 두통, 목의 통증(종합 감기약), 신장 질환, 복통, 당뇨병, 종기, 땀띠, 습진, 중풍, 편도선 염, 피를 맑게, 인후염 등

5. 표고버섯

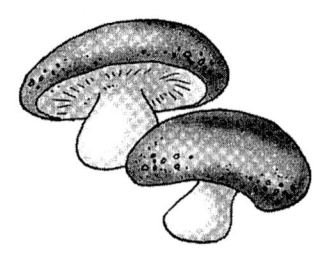

봄·여름·가을에 걸쳐 참나무류·밤나무·서어나무 등 활엽수에 발생한다. 갓 지름 6~10cm이고 표면은 다갈색이며 흑갈색의 가는 솜털 모양의 비늘 조각이 덮여 있고 때로는 터져서 흰 살이 보이기도 한다. 처음에는 반구형이나 점차 퍼져서 편평해지며 갓 둘레는 어렸을 때는 안쪽으로 말려 백색 또는 담갈색의 피막으로 덮여 있다가 터지면 갓 둘레와 자루에 떨어져 붙는다. 자루에 붙은 것은 불완전한 자루테가 되고, 주름은 백색이며 밀생하고 자루에 홈이 파져 붙어 있다. 자루는 3~6cm×1cm이고 표면의 위쪽은 백색, 아래쪽은 갈색을 띠며 섬유상 질긴 편이고 나무에 붙어 있는 상태에 따라 한쪽으로 기울어진다. 포자는 색이 없고 한쪽이 뾰족한 타원형이며 포자무늬는 백색이다. 원목에 의한 인공 재배가 이루어지며 한국·일본·중국에서는 생표고 또는 건표고를 버섯 중에서 으뜸가는 상품의 식품으로 이용한다. 한국·일본·중국·타이완 등지에 분포한다. 야채스프 제조시 표고버섯은 반드시 햇볕에 말

려야 한다. 표고버섯에는 효모와 식물 스테롤인 에고스테롤이라는 성분이 있는데 이것은 햇볕의 자외선을 쬐면 모두 비타민 D로 변하여 야채스프에 필수요소가 생성되지만 전기 건조기에서는 발생되지 않는다. 따라서 전기 건조기에서 말린 표고버섯은 야채스프의 재료로 적당하지 않다. 일부 책이나 인터넷에서는 전기 건조기에 말리면 비타민 D가 생성된다고 표현되어 있는데 이것은 잘못된 것이며 필자 역시 그렇게 알고 있었으나 잘못된 것이라는 것을 알게 되었다. 표고버섯을 고르는 방법은 크기가 균일하며 갓이 완전히 벌어지지 않고 약간 오므라든 것으로 그 정도가 균일하여 두께가 두껍고 신선하고 탄력이 뛰어나며 물기가 많지 않으면서 줄기가 짧은 생 표고버섯이 좋다. 표고버섯은 2주에서 4주 정도 말리면 완전히 마른다. 그리고 다른 재료도 마찬가지이지만 표고버섯 역시 중국산이 범람하고 있다. 중국산이 좋지 않은 이유는 언론에서 밝혀진 바와 같이 맹독성 농약이 발암을 일으키기 때문이다. 따라서 친지나 지인을 통해서 구하는 방법이 제일 좋다. 햇볕에 말린 표고버섯은 건조기에 말린 것보다 색깔이 검고 얼룩덜룩하게 나오기 때문에 상품 가치가 없어 보인다. 그러나 식용에는 건조기에 말린 것보다 비교가 되지 않을 만큼 좋기 때문에 햇볕에 말린 것을 추천한다.

표고버섯 효능

열, 위장장애, 혈압, 콜레스테롤 제거로 동맥 경화 예방, 지질의 과산화 방지로 노화방지, 성인병과 변비 예방, 심혈관 질병, 뇌일혈 예방, 인체의 면역 계통 증강으로 초기 암 환자의 경우 장기간 복용시 암 세포 소실, 복부 지방 제거, 만병통치로써 손색이 없음.

6. 현미

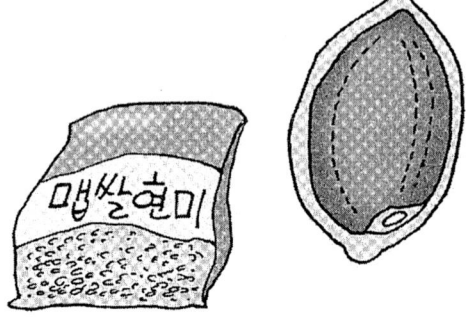

현미는 수확한 벼를 건조, 탈곡한 후 고무 롤러로 된 기계로 왕겨를 벗긴 쌀을 말한다. 현미의 구조는 바깥쪽부터 과피(果皮)·종피(種皮)·호분층(糊粉層) 등의 쌀겨층과 쌀알의 기부(基部)의 작은 부분을 차지하고 있는 배(胚)와, 나머지의 대부분을 차지하는 배젖으로 이루어져 있다. 현미의 표준적 화학조성은 수분 15.5%, 단백질 7.4%, 지질(脂質) 3.0%, 당질 71.8%, 섬유 1.0%, 회분 1.3%, 비타민 B1은 100g 중 0.54mg으로 당질(녹말)이 대부분을 차지하고, 단백질이나 지방은 많지 않다. 비타민 B1은 많다. 현미는 백미에 비하여 저장성이 좋고, 충해나 미생물의 해가 적다. 또 현미는 정백으로 인한 영양분의 손실이 없으므로 백미에 비하여 지방, 단백질, 비타민 B1·B2가 풍부하다. 또 가공으로 인한 양의 감소도 없다. 이런 점으로 현미식의 제창이 성하였으나, 맛이 백미보다 못하고 영양분이 충분히 소화·흡수되지 않으며, 밥짓기가 어려운 까닭으로 보급되지 않았다. 현미로 밥을 지을 때는 반나절 이상 물에 담가 두는 것이 좋고, 밥물은 현미 1에 대하여 1.5(백미에서는 1.2)의 비율로 붓는다. 단시간 내에 부드럽게 밥을 지으려면 압력솥을 이용하는 것이 좋은데, 고온 때문에 비타민 B의 파괴가 크다. 현미 겨는 자기 보호를 위해 독성을 지니고 있다. 그러나 극히 소량이기 때문에 걱정할 정도가 아니며 물로 씻어서 먹으면 된다.

현미에는 현미 쌀눈이 있는데 이 쌀눈은 쌀의 1/50정도의 크기이므로 현미밥을 만들어 먹을때는 적어도 30회 이상을 씹어야 효과가 있다. 현미의 영양성분이 현미 쌀눈에 70% 이상이 들어 있기 때문이다. 그래야만 쌀눈이 잘게 부서져 소화 흡수된다. 그리고 현미밥을 만들어 먹을 때 반찬은 제철에 나는 채소, 된장국, 김, 멸치 등을 같이 먹으면 좋다. 반찬에는 맛이 없더라도 화학 조미료를 넣지 말고 천연조미료를 넣는 것이 좋다.

현미의 효능은 항암, 항성인병에 탁월한 예방 기능을 갖고 있다는 것이 식품 전문가들의 증언이다. 현미는 입맛을 길들이기는 쉽지 않으나 한번 길들여지면 난치성 질환은 물론, 각종 성인병 예방에 뛰어난 효능을 발휘한다.

현미의 효능
체내 콜레스테롤 감소, 피로 회복, 만성 변비나 숙변 제거, 성인병 예방

제3부

각종 스프
만드는 방법

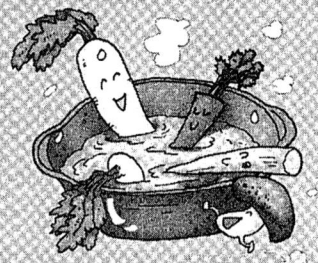

각종 스프 만드는 방법

1. 야채스프 만들기

야채스프 재료는 기본적으로 이틀 분을 기준으로 하는데 무 1/4개, 무청 1/4개, 당근 1/2개, 우엉 1/4개, 자연 건조한 표고버섯 1개, 물은 야채스프 부피의 3배인 1,500cc가 필요하다. 인터넷 자료나 야채스프 관련 책에서 언급된 것을 살펴보면 물을 야채스프 양의 3배로 넣으라고 나오는데 그렇게 되면 약 900cc의 물을 부어야 한다. 그러면 다페이시가즈 박사가 말한대로 약 이틀 분량이 나오지 않고 하루 분량에 약간 더 나온다. 그러나 부피의 3배인 1,500cc를 넣고 끓이면 약 1,200cc가 나오게 되는데 이 정도면 하루에 3번 해서 2일 분량이 나오기 때문에 부피의 3배라는 것을 알아둘 필요가 있다. 그리고 많은 사람들이 재료의 크기가 불규칙하기 때문에 크기에 대해서 엄청난 고민을 하고 있다. 이것은 우리나라 사람들이 숫자놀이를 엄청나게 좋아해서 무게를 정확하게 재는 것이 중요하다고 생각하기 때문이다. 하지만 차이가 크지 않으면 문제가 될 것이 없다는 것이 필자의 의견이다. 재료의 크기는 상대적이기 때문이다. 재료의 크기를 따라서 크기는 중간 것을 사용하는 것이 가장 좋으며 무게를 정확하게 지킬 필요는 없다. 그래도 재료의 크기에 신경이 쓰인다면 야채스프를 만드는 일반적인 재료의 크기를 간단하게 알아보자. 원칙적으로 무와 무청은 한통을 이루어야 하나 현실적으로 불가능하기 때문에 무와 무청은 같은 토양 및 환경에서 자란 것을 사용하는 것이 좋다. 무는 최근 개량 품종이 많이 나와서 하나에 1kg 이상이 되는 것도 부지기수이나 야채스프용 무는 600~800g 정도가 가장 좋으며 늦가을 서리 맞은 무는 지력을 많이 받아 약 효과가 뛰어나다. 무청을 자세히 세어보면 잎의 개수가 제각각이므로 잎 하나하나를 따져서 1/4개를 넣게 되는데 잎을 세서 16개면 4개, 20개면 5가닥, 24개면 6가닥을 넣으면 된다. 당근과 우엉은 잘 씻으면 흙과 농약이 제거되므로 껍질 채로 만드는 것이 좋다. 껍질에 영양분이 많이 들어있기 때문이다. 시중에 판매되는 표고버섯과 당근은 크기가 일정하기 때문에 적당하게 고르면 된다. 그리고 당근과 무를 자를 때 반드시 세로로 잘라야 된다. 뿌리 결이 적게 상하며 밑부분과 윗부분의 영양분이 골고루 분포되기 때문이다.

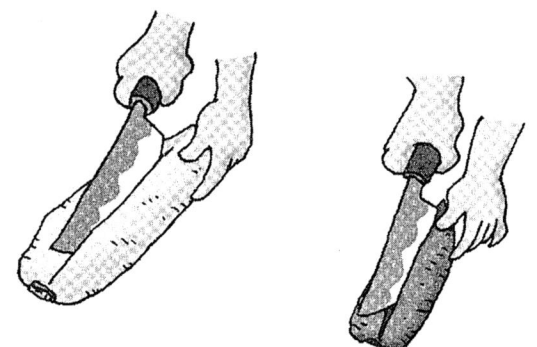

※야채를 썰 때는 세로로 썰어야 영양분이 골고루 들어간다.

우엉은 10원짜리와 500원짜리 동전 사이의 굵기면 적당하다. 일반적으로 알려진 각 재료의 효능을 살펴보면 무 및 무청은 소화력을 극대화시킨다. 특히 밀가루 음식의 독을 푸는데 탁월하다. 그리고 무씨는 한약재로서 나복자라고 한다. 우엉의 뿌리와 잎은 한약재로서 오랜 기침으로 인한 목에 염증이 생기는 인후부 통증 및 모든 종기 및 창에 사용되며 우방자라고 하여 우엉씨는 인후가 아플 때 많이 쓰인다. 당근은 갈증을 그치게 하고 진액을 생기게 하는 작용을 한다. 마지막으로 표고버섯은 인체의 불필요한 수분을 없애는 작용을 하기 때문에 한약재로 많이 쓰인다. 그 이유는 항암 작용 외에 혈압 강화 와 혈중 콜레스테롤 강하뿐만 아니라 항바이러스 물질인 인터페론[3] 생성을 촉진하며 당뇨, 비만, 동맥경화, 고혈압 개선 작용을 하기 때문이다. 특히 표고버섯에는 에고스테롤 성분이 있는데 이것이 햇볕의 자외선에 쬐면 모두 비타민 D로 변하며 전기건조기에서는 이 비타민 D가 발생되지 않는다. 따라서 전기 건조기에 말린 표고버섯은 야채스프의 재료로 사용하면 안된다. 수고스럽더라도 생 표고버섯을 구입해서 햇볕에 말리는 정성이 필요하다.

---

4) 인터페론이란 바이러스에 대한 방어 반응으로 체내 세포에서 생성되며 서로 연관성을 가진 일련의 단백질로 세포 안에서 바이러스가 증식하는 것을 막고, 이러한 생물에 대항해서 체내에서 빠르게 합성되는 매우 중요한 방어 체계이다. 대부분의 바이러스 감염이 사람의 생명에 크게 지장을 주지 않는 것은 주로 인터페론의 작용 때문이다.

1. 재료

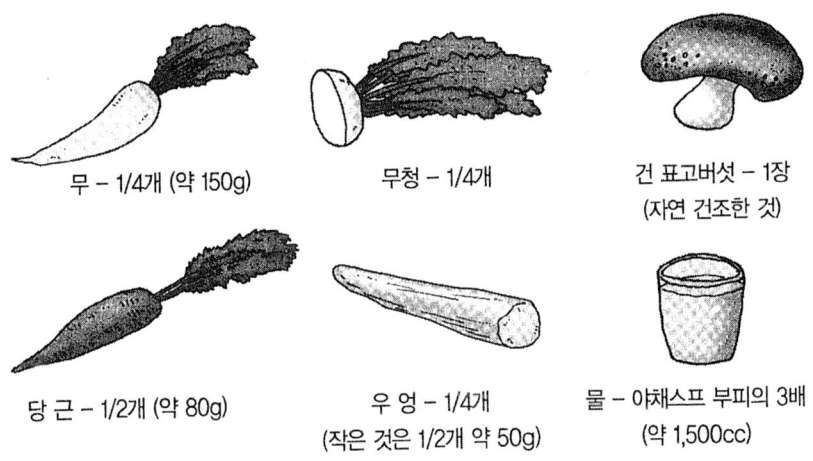

- 무 - 1/4개 (약 150g)
- 무청 - 1/4개
- 건 표고버섯 - 1장 (자연 건조한 것)
- 당근 - 1/2개 (약 80g)
- 우엉 - 1/4개 (작은 것은 1/2개 약 50g)
- 물 - 야채스프 부피의 3배 (약 1,500cc)

기본적인 양은 위와 같으며 여유가 된다면 스테인리스, 알루미늄, 유리 냄비를 큰 것을 사용하여 무 1개, 무청 1개, 당근 2개, 우엉 1개(작은 것은 2개), 건 표고버섯 4장을 한꺼번에 넣고 물을 6,000cc정도 넣고 끓이는 것이 효율적이고 최상의 야채스프를 만들 수 있다. 야채스프를 대량으로 만들 때 재료를 칼로 썰지 말고 통째로 야채스프를 만들면 효과가 더욱 우수하다고 필자는 강조한다. 이유는 금속성분은 야채를 상하게 하는 결과를 낳게 하기 때문이다.

예를 들어 김치를 칼로 썰으면 오래 보관하지 못한다. 그 이유는 금속 성분이 김치를 상하게 했기 때문이다. 냄비를 사용할 때 테프란이나 법랑 그리고 구리, 토기 냄비를 사용하면 스프가 흐려지게 되고 성분이 달라지기 때문에 반드시 스테인리스, 알루미늄, 유리제품등을 사용해야 한다.

그리고 야채스프 재료는 호일에 싸두거나 물에 담가두면 안 된다. 물은 일반 수돗물보다는 마켓에 가면 생수를 파는데 제주도에서 만들어진 생수가 저렴하고 가장 좋다.

　육지에서는 상상도 할 수 없지만 제주도에서는 화장실 세면대에 있는 수돗물을 정화없이 바로 마셔도 아무런 이상이 없다. 굳이 수돗물을 사용한다면 물을 받고 하루 정도 지난 뒤에 침전물이 가라앉은 후에 사용하면 된다. 몸에 좋다는 이온수를 사용하는 경우도 많이 보았는데 반드시 그럴 필요는 없다. 이온수를 사용하는 필터는 통상 몇 개월마다 한 번씩 교환한다. 그러나 필터는 며칠만 지나면 세균 덩어리가 기하급수적으로 증가하기 때문에 차라리 파는 생수가 더욱 경제적이고 편리할 수 있다.

2. 만드는 방법
(1) 야채를 물로 깨끗하게 씻고 껍질은 제거하지 않는다.

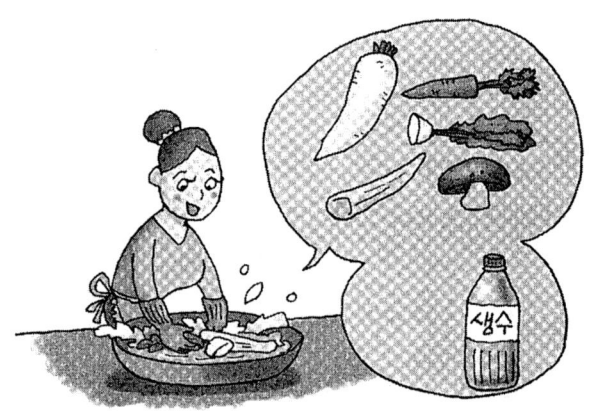

(2) 끓이는 기구는 스테인리스, 알루미늄, 유리 그릇만 사용해야 한다. 금속성 물질인 테프란, 법랑 등을 사용하면 안 된다.

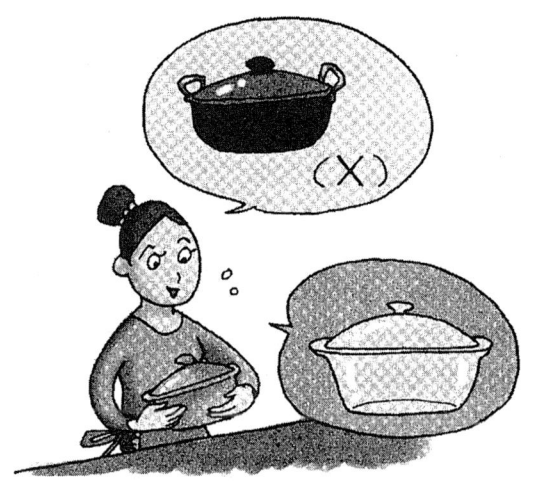

(3) 모든 야채 재료 부피의 3배(약 1,500cc)정도의 물을 붓고 강한 불로 끓인 후 약한 불로 60분 달인다.

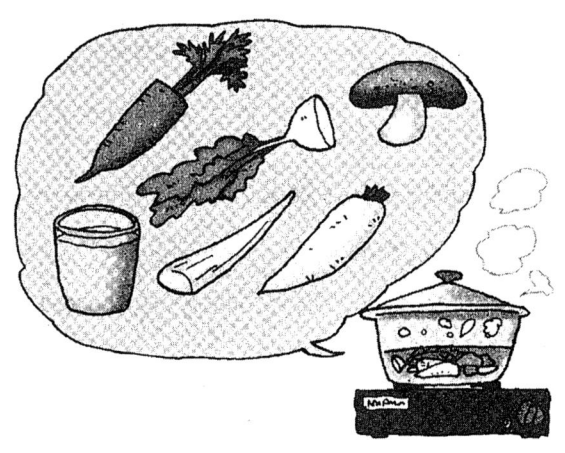

※ 팔팔 끓고 나면 약한 불에 60분 더 끓이자. 그리고 뚜껑을 열지 말자.

(4) 스프가 완전히 만들어 질 때까지 뚜껑을 절대로 열지 않도록 주의한다. 뚜껑을 열면 수증기로 날아가서 야채스프 효과가 떨어진다.

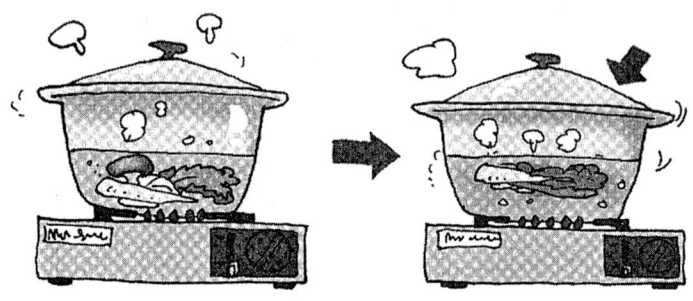

(5) 야채스프 제조 후 가급적 빠른 시간에 먹는 것이 가장 효과적이다. 그러나 먹을 때 마다 매번 야채스프를 만들 수는 없기 때문에 일반적으로 유리병이나 PET병에 보관하면 2일 정도 보관이 가능하다. 보존 용기는 유리병이나 사기그릇을 사용하며 최근 PET병에 보관하는 사례가 많이 있으며 보관해도 큰 문제가 없다는 결과가 있다. 필자는 처음에 의아해 했으나 이유를 곰곰이 따져 보았다. 다페이시가즈 박사가 야채스프를 발명할 당시에는 콜라, 사이다를 비롯한 각종 청량음료 뿐만 아니라 소주, 맥주를 비롯한 거의 모든 액체 식품이 보관상의 이유로 병으로 나왔으며 PET병이 대중화되지 않았다. 수년 전 부터는 저장 기술의 발달로 유리병의 위치를 PET병이 대체하였다. 그렇기 때문에 유리병이나 사기 그릇을 사용하지 않고 PET를 이용해서 저장해도 무방하다는 판단을 내렸다. 따라서 결론은 다페이시가즈 박사가 야채스프를 만들었을 때는 PET병이 대중화가 되지 않았기 때문에 유리병이나 사기병에 저장했을 것이라는 추측이 가능하다. 조금 더 오래 보관하기 위해서는 약 85℃ 이상에서는 잡균이 살기 못하기 때문에 야채스프가 끓고 나서 약 90℃ 가 되면 유리병에 넣자 마자 밀봉해서 냉장 보관하면 1

주일 정도 보관이 가능하며 첫 개봉 후에 세균이 들어가기 때문에 개봉 후에 가급적 빨리 복용하는 것이 좋다. PET병은 고온에서 변형되기 때문에 뜨거운 야채스프를 넣으면 안 된다. PET병 보관 시 병을 뒤집어서 보관하면 신선도가 조금 길어진다. 최근에 많이 사용되는 레트로 파우치는 냉장 보관 시 1개월 이상 장기 저장이 가능하다. 위에서 언급한 새로운 야채스프 보관법에 대해서 많은 분들이 의문이 제기되고 있는 것이 사실이나 필자 및 주변 지인과 수년간 복용 결과 문제가 된 적은 한 번도 없었다. 냉장 보관이 원칙이나 얼려서 냉동해도 큰 문제는 없다.

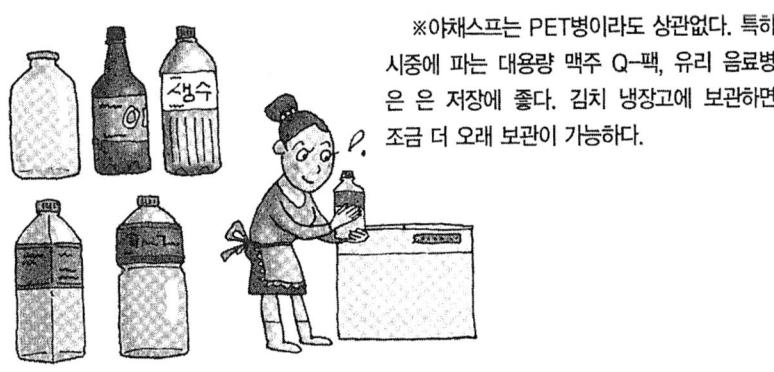

※야채스프는 PET병이라도 상관없다. 특히 시중에 파는 대용량 맥주 Q-팩, 유리 음료병은 은 저장에 좋다. 김치 냉장고에 보관하면 조금 더 오래 보관이 가능하다.

파우치의 종류에 대해서 간단하게 살펴 보면

1) PP 2중지 : 페트+폴리프로필렌(내열성이 뛰어남) 한의원에서 가장 많이 쓰는 재질로 단점은 떨어뜨리거나 서로 부딪치면 간혹 깨지며 터지는 경우가 발생한다.
2) LLDPE 2중지 : 페트+선상저밀도 폴리에틸렌 이 재질도 최근에 많이 사용합니다. 장점은 겨울철에도 잘 터지지 않고 떨어뜨리고 해도 거의 안 터지는 안전성이 있다. 단점은 PP 이중지 보다는 내열성이 떨어진다.
3) PP 3중지 : 페트+나일론(가장 완벽하게 물과 공기를 차단)+폴리프로필렌 장점은 보존기간이 위에 것들 보다 길다. 내열성이 좋으며, 공기, 물 등의 차폐 효과가 크다.
4) 알루미늄 3중지 : 페트+알루미늄박지+폴리프로필렌 알루미늄이 있어 빛이 차단된다.

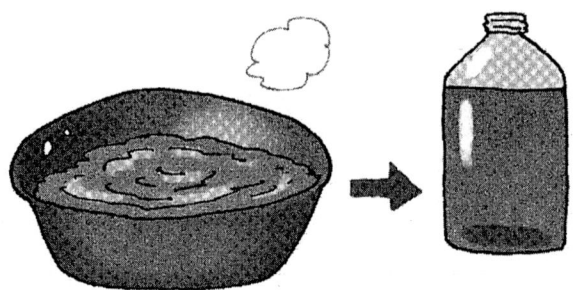

※ 병에 넣으면 1,200cc 정도 나온다.

3. 복용방법

(1) 공복에 야채스프를 복용하면 효과가 크다. 필자는 한번에 200cc씩 아침식사 후 1시간 뒤 점심 식사 후 1시간 뒤 4시경에 한번 이렇게 600cc를 수년째 복용하고 있다. 일반적으로 질병이 있는 사람은 야채스프를 먼저 180cc 복용하고 15분경과 뒤 현미차를 180cc 정도를 복용하면 야채스프의 효과가 극대화 된다. 주의해야 할 것은 신장병, 통풍이 있는 사람은 현미차를 복용해서는 안 되며 야채스프만 복용하도록 한다.

(2) 건강한 사람은 100cc 씩 위의 시간대로 하루에 300~400cc 복용하면, 현미차는 복용하지 않아도 된다.

(3) 정관장, 홍삼 등을 비롯한 건강식품이나 양약 또는 한약을 복용할 때는 시간차를 두고 복용하도록 한다.

(4) 아침에 일어나자마자 야채스프를 복용하는 것도 좋은 방법이다. 그러나 야채스프 복용 후 1시간 뒤에 식사를 해야 한다.

(5) 잠자기 6시간 전에 음식을 먹으면 신체에 무리가 가기 때문에 원칙적으로 아무것도 먹어서는 안 된다. 따라서 야채스프는 가능하다면 저녁에 피하고 신장이 좋지 않은 사람은 저녁에 아무것도 먹지 않는 것이 좋다.

(6) 야채스프나 현미차의 일반적인 1회 복용량은 약 180cc인데 맥주잔으로 1컵 분량이다.

4. 주의사항

(1) 과유불급(過猶不及)이라는 말이 있다. 모든 게 지나치면 좋지 않다는 뜻이다. 야채스프를 많이 복용하면 몸에 영향을 주는 것은 아니지만 더 많은 효과를 보는 것이 아니므로 적정량을 지킨다.

(2) 건강한 사람은 야채스프만 복용해도 무방하다.

(3) 제조할 때 다른 종류의 약초나 물질들을 추가하면 청산가리보다 더 강한 독성으로 변화될 수도 있다.

(4) 야채스프가 체내에 들어가면 화학 변화를 일으켜서 30여종 이상의 항생 물질들을 만들어 내게 되어 명현 반응이 생긴다. 명현 반응은 5장에 자세하게 설명되어 있다.

(5) 신장병이나 통풍이 있는 사람은 현미차는 복용하지 말고 야채스프만 복용해야 한다.

(6) 아토피성 피부염을 앓고 있는 사람이나, 장기적으로 약을 투약해 오던 사람, 특히 병증이 심한 사람은 스프의 양을 소량으로 시작하여 차차로 양을 늘려간다.

(7) 폐암이나 결핵 등 질병 또는 병력이 있는 사람은 2~3일간 진해제를 먼저 복용하여 진해를 시킨 후 복용한다.

2. 현미차 만들기

1. 재료

현미 - 1홉과 물 8홉
(1홉 = 180cc, 1,000cc = 5.54홉)

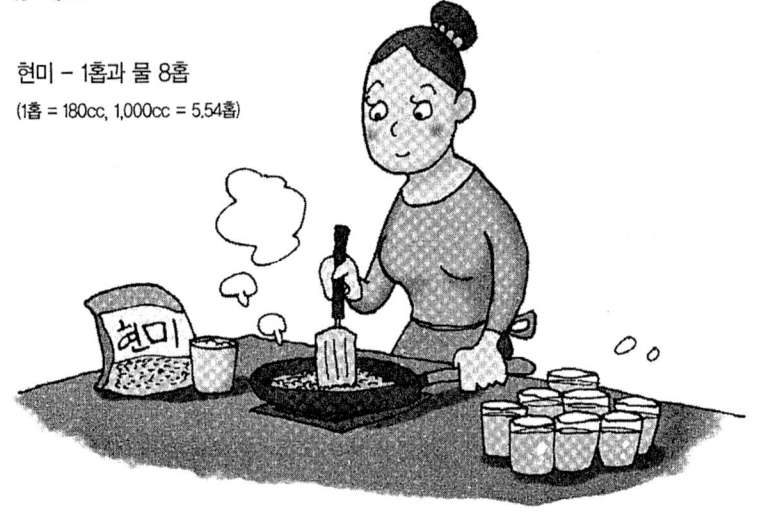

※ 현미는 찹쌀 현미와 맵쌀 현미가 있는데 맵쌀 현미를 사용하고 일반 컵을 기준으로 현미 한컵 물 8컵을 넣고 끓이고 기름을 넣지 말자!

2. 만드는 방법

(1) 겨에는 소량의 독소가 있으므로 겨를 제거하기 위해 현미가 짙은 갈색이 되도록 기름기 없는 용기를 사용하여 볶는다.

(2) 8홉의 물을 다른 용기에서 강한 불로 끓인다. 1홉은 180cc로 가정용 맥주잔을 가득 채우면 1홉이 된다.

(3) 끓으면 현미를 넣고 불을 끈다.

(4) 5분쯤 후에 채에 받치어 낸 물이 첫 번째이다.

(5) 채에 걸러진 현미를 다른 용기에 넣는다.

(6) 새로운 물 8홉을 부어 센불로 끓인 후 약한 불로 5~10분간 더 끓인다.

(7) 첫 번째와 두 번째 물을 혼합하여 보관, 사용한다.

(8) 용기는 유리병, 사기 그릇을 사용해야 하며 PET병도 무관하다.

3. 주의사항

(1) 증상에 따라 먹는 양을 적절히 조절한다.

(2) 현미차는 다른 첨가물(설탕이나 꿀)을 절대로 섞어서는 안 된다.

(3) 야채스프와 현미차는 동시에 먹지 말고 15분 이상의 간격을 두고 먹어야 한다. 동시에 먹게 되면 효과가 반감되므로 주의한다.

3. 무엿 만들기

1. 재료

가을 서리 맞은 토종무 6kg : 길쭉하거나 너무 큰 것은 약성이 떨어진다.
마늘 2.1kg
생강 2.1kg
볶은 백개자(白芥子 : 갓의 씨앗) 330g
볶은 행인(杏仁 : 살구씨의 속) 330g
볶은 산조인(山棗仁 : 멧대추씨의 속) 330g
볶은 공사인(貢砂仁 : 생강과의 열매로 그 씨를 말함) 330g
※한약재료상에서 쉽게 구할 수 있다.

2. 만드는 방법

(1) 토종무 6kg에 마늘과 생강 각각 2.1kg, 백개자를 불에 잘 볶아서 330g

(2) 행인을 물에 담가 불려서 붉은 속껍질 벗기고 바짝 말려 흰색이 노랗게 될 때까지 불에 잘 볶아서 330g

(3) 산조인, 공사인을 검어질 때까지 볶아서 330g

(4) 무, 마늘, 생강, 백개자, 행인, 산조인, 공사인을 잘 배합하여 재료를 모두 한데 넣고 적당량의 물을 부은 다음 100~350℃의 불로 조청처럼 될 때까지 달인다.

(5) 엿기름을 두고 삭혀서 엿을 만드는데, 엿을 달일 때는 황설탕을 적당량 가미하여 맛있게 한다.

※이렇게 만든 무엿을 수시로 먹게 되면 요즘 날로 심각해져가는 공해독 해독은 물론 만성 폐렴과 해수·천식을 비롯하여 폐·기관지의 제질환에 두루 탁월한 효과를 낸다.

4. 진해제 만들기

1. 재료 벌꿀, 무(껍질체로)

2. 만드는 방법

무를 병속에 있는 꿀의 분량만큼, 큰 콩알 크기만 하게 썰어서 꿀병 속에 넣은 후, 2시간이 지나면 무에서 나온 물과 꿀이 혼합된 약이 된다. 이것을 큰 숟가락 하나만큼 떠서 따뜻한 물에 타서 마신다. 하루 4~5회 마시면 다음날부터 기침이 멎는다.

5. 증혈식 만들기

철분의 부족이나 빈혈이 있을 경우 감소된 혈소판, 백혈구의 신속한 회복을 위해 증혈식을 만든다.

1. 재료 송어 1마리, 찹쌀 150g, 검정콩 30g

2. 만드는 방법 및 복용법

찹쌀과 검정콩을 하룻밤 물에 담가 두었다가 다음날 아침 건져내서 찹쌀과 검정콩으로 콩밥과 같이 지어 거기에 송어 한 마리와 20일간 지속적으로 먹는다.

제4부 질병별 야채스프 음용방법

질병별 야채스프 음용 방법

야채스프는 거의 신체 3대 밸런스 즉 체세포, 콜라겐, 칼슘의 균형을 유지시켜 주기 때문에 다양한 치료 효과를 나타난다. 이것은 가벼운 감기에서부터 현대병이라고 하는 "암, 당뇨, 치매, 아토피, 백혈병"등에 상당한 효과가 있는 것으로 알려지고 있다. 과거 결핵이나 폐에 질병의 흔적이 있는 사람, 폐암 증상을 가진 사람은 벌꿀과 무로 만든 기침을 멈추는 약을 기침이 날 때 마다 48시간 이상 먹고 나서 야채스프를 서서히 먹도록 한다. 야채스프를 먹게 되면 기침이 나게 되는데 이는 걱정할 필요가 없다. 우리나라에서는 수십 년 전부터 알려져 왔다. 건강한 사람이라도 야채스프를 복용하면 질병을 미리 예방하고 피로를 없애주며 피부 노화 방지 등에도 탁월한 효능이 있다. 기존의 암, 에이즈, 신장, 고혈압 등 의 질병 외에 많은 병에서 효과를 살펴보자.

1. 암과 에이즈

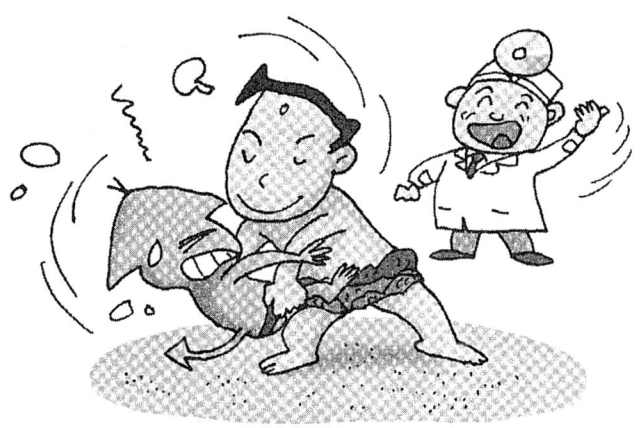

"초심으로 돌아가라"는 말이 있다. 기초 의학에서 인체를 구성하는 체세포의 증감 '사멸과 재생 능력'을 살펴보자. 암은 5년, 10년, 때로는 20년이라는 기간에 걸쳐 차츰 형성되어 간다. 인간의 몸에는 약 60조 개의 세포가 있는데 건강한 사람이라 하더라도 언제나 1백 개에서 1만 개 정도의 세포는 암과 체세포의 경계선 상에 있다. 생체의 면역 기능이 정상적이면 백혈구 및 탐식 세포가 충분히 활동해서 암 세포를 파괴하여 정상적인 상태를 유지시키므로 암에 걸리지 않게 된다. 그러나 신체를 구성하고 있는 체세포가 의약품과 약물의 남용과 화학 합성물질 등의 축적으로 체내에서 화학 변화를 일으키고, 돌연변이가 발생되면서 체세포가 사멸 붕괴되어 함몰이 시작되는데, 사멸된 세포가 탈락되지 않고, 비정상으로 변화되어 성장하는 것으로 새로운 세포 조직이 어떤 국소에서 생리적 한계를 넘기며 나타난다. 암은 진행 과정으로 전이를 하거나 재발이 거듭 되풀이되면서, 이

제4부 질병별 야채스프 음용 방법 55

상 증가한 세포의 집단이 생긴다. 이것을 종양이라고 한다. 종양도 세포분열을 거듭하면서 성장하는데, 그 성장이 일정한 국소에서 그치던가, 속도가 극히 느리면 건강에는 지장이 없다. 이것을 양성 종양이라 한다. 반대로 성장이 급속히 진행되어 정상 세포의 성장을 방해하면 생명에 지장을 미치게 된다. 이것을 '악성종양(惡性腫瘍)' 또는 "암"이라고 한다. 같은 체세포인데, 암세포만 장소를 이동하면서, 여기저기서 발생하는 이유는 같은 체세포이지만, 비정상적으로 발생한 암세포는 조건만 맞으면 세포 분열이 가속화되어 급속히 성장하면서 탈락된 세포가 임파 또는 혈관을 통하여 전신으로 퍼져 나갈 수 있기 때문이며, 아무데나 자리를 잡으면 급속히 성장하기 때문이다. 수술하여 완전 제거된 암이 재발하는 이유는 암세포의 제거가 완벽하지 못했을 경우, 생활 습관 등 암의 발생 요인이 거듭 생겨날 수 있도록 만들어진 환경 때문인 것이다. 정상적인 체세포는 세포 그 자신이 다른 곳으로 이동할 수 없으며 그 수명이 다할 때에는 분열에 의해 증가하게 되고 수명이 다한 세포는 사멸하여 없어진다. 그리고 새로운 세포가 발생하는데 그 주기가 6개월이라 한다. 그러나 뇌, 간, 폐 등은 세포 분열이 없기 때문에 이곳에 암이 생기면 위험한 것이다. 따라서 증감의 균형이 유지되어 형태의 크기와 기능이 일정하게 유지되는 것이다. 성장기를 제외하고는 증감의 한도를 넘지 않고 균형을 잘 유지하면, 건강한 상태라고 할 수 있다.

여기서 다페이시가즈 박사의 주장에 따르면 동물의 신체를 구성하고 있는 경단백질(콜라겐)은 동물의 피부와 뼈, 연골, 건(腱), 인대, 모발 등의 지지조직으로 다량 존재한다. 고등 동물은 전체 단백질의 1/3을 점하는 섬유상의 경단백질로 주로 동물의 형태와 구조를 보존하는 역할을 한다. 전자 현미경으로 확대해 보면 700 옹그스트롬(Angstro-mulit ; 1억분의 1cm) 마다 줄 모양이 있는 섬유소로 보인다. 그리고 동물성 아미노산의 하나인 글리신(Glycine)과 수분 유지의 작용과 관계 깊은 하이드록시 플로린을 다 함유한다. 경단백질을 물에 넣고 희산을 가하여 가열하면 젤라틴(Gelatin)[5] 이 스며 나온다. 상어 등 연골이 많은 어류를 고은 후 냉각시키면 굳어지는 것도 콜라겐이 많기 때문이다. 그런데 이 콜라겐과 체세포에 이상을 가져오는 원인은 동물성 지방, 칼슘(우유, 우유제품, 합성칼슘, 육식) 등의 과다 섭취 와 합성조미료 등과 합성 음료수, 드링크제 등 의약품 화학 합성물질 및 공해물질 화학 섬유류 등에 의한 것, 방사선 조사 등 상기 두 조건이 갖추어져 체내에 침투되면 신체의 곳곳에서 이상을 호소하게 된다. 즉 체세포와 콜라겐의 붕괴를 촉진하는 원인을 만들게 되는 것이다. 그래서 모든 병증이 시작되고 암도 발생하게 된다고 한다. 예를 들면, 폐암으로 사망한 환자의 폐 세포를 꺼내어 조사해 보면 다른 질병으로 사망한 사람들의 폐 세포에서 보다 15~23배가 더 많은 칼슘으로 채워져 있다고 한다. 그리고 폐 세포에 채워진 칼슘 주위에 암세포가 다닥다닥 붙어 있으며 암이 주된 사망 원인인지 칼슘 콘크리트로 사망한 것인지 전혀 분간하기가 어려울 정도라고 한다. 10명 중에 9명에게서 발생하는 현상이라 한다. 심장병으로 사망한 환자의 심장을 조사해 보면, 그 90%가 심장 근육에 칼슘이 채워져서 콘크리트 벽이 되어 심장이 돌과 같이 되어 있으며, 건강 식품의 붐으로 인해 증가한 사망 원인 중 가장 많은 것이 암이고, 그 다음은 심장병이라 한다. 그러나 야채스프를 먹게 되면 신체 밸런스를 유지시켜 주기 때문에 콜라겐과 체세포의 이상을 막아준다. 실제로 필자는 육식을 멀리하는 것이 아니라 즐거운 마음으로

---

[5] 젤라틴은 단백질이기는 하나, 트립토판 등 영양상의 중요한 아미노산이 없거나 또는 적으므로 그 영양가치는 적다. 사진감광막·접착제·지혈제(止血劑)·가공식품·약용 캡슐·미생물의 배양기(培養基) 등에 주로 사용된다.

먹게 된다. 야채스프를 믿기 때문이다.

에이즈란 Acquired Immune Deficiency Syndrome의 약어로 우리말로는 "후천성 면역 결핍증"이라 한다. "인간 면역 결핍 바이러스" 즉 HIV(Human Immunodeficiency Virus)에 사람이 감염되어 체내 면역체계가 파괴되는 것이다. 감염 초기에 나타나는 특징적인 증상은 없으며 일부 감염자(30~50%)에서 감염 수주 후에 감기 증상과 유사한 증상이 나타날 수 있다. 에이즈 감염자는 급성 감염기 증상이 사라진 후 수년 동안은 아무런 증상 없이 정상인과 똑같은 생활을 하지만 무증상기 동안에도 HIV에 의해 면역 기능은 계속적으로 감소하게 되고 타인에게 전염력도 여전히 존재하고 있어 문제가 될 수 있다. 일부 감염자에서는 지속성 전신성 임파선증을 동반하는 경우가 있는데, 원인 모르게 3개월 이상 직경 1cm 이상의 임파선이 여러개 만져지는 경우에는 에이즈를 의심해야 한다. 에이즈로 인하여 면역 체계가 파괴되면 대부분의 환자에서 시간의 경과에 따라 또 다른 이차 감염이 발생되는데 대표적으로 폐렴, 결핵, 폐포자충증, 피부 혹은 생식기의 곰팡이 감염, 거대세포 바이러스 감염증, 등이 빈발하며 임파선 종양, 자궁 경부암 등의 발생 확률이 일반인보다 월등히 높다. 무절제한 성생활로 발생하는 에이즈는 예방이 최고이다.

치료방법

일반적인 암 치료를 위한 야채스프 요법은 한번에 180cc를 복용하고 15분 뒤에 현미를 180cc를 복용하면 야채스프의 효과가 극대화된다. 하루 섭취량이 약 0.6리터(600cc) 정도 되나 그 이상 먹어도 괜찮다. 그러나 너무 많이 먹을 필요는 없다. 현미차 0.6리터(600cc) 마루야마 왁찐[6], 또는 스미 왁찐을 병용해야 한다. 특히 통증이 심할 때는 마루야마 왁찐을 쓰면 통증이 경감되어진다. 암의 치료 중 지방질과 칼슘은 절대 금물이다. 상기와 같은 처방은 뇌종양, 뇌연화, 혈전, 고혈압, 간장, 위, 십이지장궤양, 심장병 내장질환의 모든 것, 백내장, 관절염, 노인성 치매 기타 모든 병에 같이 사용할 수 있다. 유방암과 자궁암의 경우 2개월간 야채스프와 현미차를 각각 600cc 이상을 꾸준하게 먹으면 암이 회복되며 다페이시가즈 박사는 수술이 필요 없다고 주장한다. 자궁근종의 경우에도 각각 600cc 이상을 복용하면 회복이 된다. 산소 호흡을 하고 있는 암 말기 환자라도 의사가 야채스프 200cc와 현미차를 200cc를 45분 간격으로 카테텔을 이용하여 위나 장에 주입해 주면 체세포가 증가하여 원기가 회복 된다고한다.

야채스프 복용법 중 오줌과 섞어서 먹는 요로법이란 것이 있는데 암이나 에이즈 환자에게는 소변+야채스프 요법이 좋다고 다페이시가즈 박사는 말하고 있다. 아침에 일어나서 처음으로 나오는 소변을 조금 배설해서 버리고 중간에 나오는 소변의 1/3컵 정도를 받아서 여기에 야채스프를 2/3을 가하여 잘 저어 먹으면 된다. 다시 말해서 소변 30cc를 야채스프 150cc에 타서 먹고 다시 야채스프를 하루에 600cc를 복용하는 것인데 처음에 소변을 조금 배설하여 버리고 다음에 나오는 소변을 사용해야 한다. 에이즈가 있는 사람은 소변 60cc에 야채스프 120cc를 잘 저어서 하루에 아침, 점심,

---

6) 암 치료약으로서 화제를 불러일으키고 있는 마루야마 왁찐은 면역 요법의 일종으로서 암 환자의 체질을 개선시키고 암 세포를 억제시킨다. 결핵균에서 만들어지며 제조 과정이 인터페론, PSK(일종의 다당체) 등과 비슷한데 일반적으로 70%의 효과가 있다고 알려져 있다. 그러나 마루야마 왁찐은 주사로밖에 투여할 수가 없다.

저녁 3회 3개월 지속한다. 암인 사람은 아침에 한번만 시행하면 된다 그리고 소변은 새벽녘에 받는 것이 가장 좋은데 낮이나 밤에 받은 것도 상관이 없다. 특히 요로법은 설사를 아주 좋은 명현 반응으로 보고 있다. 설사는 몸에 쌓인 독소가 배출되는 과정이기 때문에 제대로 효과를 보는 것으로 본다. 설사 때문에 죽을 지경이 아니라면 좀 견뎌보는 것이 좋다. 탈진되지 않게 수분을 많이 섭취해야 하며 그래도 심하다 싶으면 잠시 중단하는 것도 한 방법이다.

특히 에이즈 및 말기암에 쓰이는 건강법에서 주의 사항이 있는데 살펴보면
(1) 먼저 암에 대한 건강법을 실행하며 일부 사람에게는 통증이 생긴다. 그렇게 되면 좌약을 반드시 사용해야 하며, 목욕 등을 실시하여 몸을 따뜻하게 한다.
(2) 배뇨를 할 수 없고 복수가 차게 되는 경우에는 병원에 가서 이뇨제를 복용한다. 그래도 소변을 볼 수 없을 경우에는 링겔 속에 이뇨제를 섞어서 맥박의 반의 속도로 천천히 흘려 보내도록 하며 포도당은 10에서 20정도로 저하된다.
(3) 변비가 생기면 병원에서 처방을 받는다. 신장의 이상이 없을 경우 현미차를 병용하면 회복 속도가 빠르게 진행된다.
(4) 야채스프+현미차 요법으로 손, 발, 얼굴 등에서 부종이 발생하면 신장에 이상이 있는 것이므로 현미차는 중지하고 야채스프만 먹도록 한다.

2. 당뇨병
당뇨병은 혈중에 있는 당분이 인슐린 분비의 부족이나 효과 감소로 인해

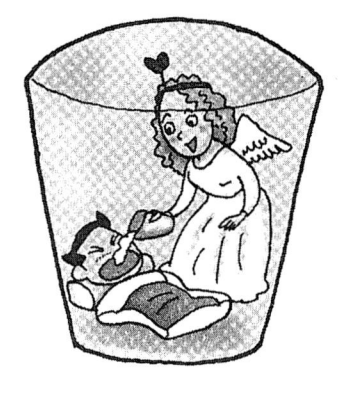
에너지로 사용되지 못하고 혈액 내에 남아있게 되는 질병이다. 최근 국민 생활의 향상과 더불어 우리나라에서도 당뇨병 환자의 수가 급격하게 증가하고 있다. 당뇨병이 증가하는 이유는 여러 가지가 있으나 식생활의 서구화, 비만증, 운동 부족, 스트레스 등이 대표적이다. 당뇨병은 크게 인슐린 의존형과 인슐린 비의존형으로 구분할 수 있는데 인슐린 의존형의 경우, 유전적인 요인과 자가 면역 기전이 크게 작용하며, 인슐린 자체가 췌장의 베타 세포에서 정상적으로 분비되지 않아 생기며 주로 나이가 어린 연령에서 많으며, 혈중 인슐린의 농도가 낮고, 당뇨병성 혼수를 잘 일으키는 것이 특징이다. 반면 인슐린 비의존형은 성인에서 주로 발생하며, 비만한 사람에게 많이 나타난다. 당뇨병의 대표적인 증상은 3다라 하여 다뇨, 다음, 다식에 있으며 그 외에 체중 감소, 쇠약감 등을 호소한다. 인슐린 의존형 당뇨병에서는 체중의 감소가 아주 심하지만, 인슐린 비의존형 당뇨병에서는 약간의 체중 감소가 있을 뿐 흔히 비만한 채로 남아있는 경우가 많다. 여성에게는 당뇨로 인해 국부의 가려움증을 호소하는 경우가 흔한데, 환자들이 호소하는 증상 중에는 종아리의 경련이나 손가락 끝의 저림 등 특이적인 경우도 발생한다. 일반적으로 경련은 흔히 밤에 심하고, 저림은 발끝에는 잘 생기지 않습니다. 변비도 가끔 환자들이 호소하는 증상이며, 고혈당으로 안구의 렌즈 굴곡도가 달라져 시력이 저하되는 경우도 있다. 당뇨병이 걸리면 절대로 담배를 피워서는 안된다. 동맥 경화의 원인이 되어 혈액 순환에 장애가 생기기 때문이다. 그리고 꾸준한 식이요법으로 체질을 개선해야 하며 특히 발에 상처가 나지 않도록 조심해야 한다.

　당뇨병이 있는 사람은 매일 야채스프 600cc와 현미차 600cc 이상을 1년간 계속 복용하면 당뇨가 없어지는 사람이 87% 된다고 다페이시가즈 박사는 주장한다. 직장인은 현미차를 회사에 가져가서 차 대신 낮에 먹고 아침 저녁으로는 집에서 먹도록 한다. 야채스프를 복용하는 기간에는 식이요법을 철저히 해야 하며 특히 육류나 유제품은 먹지 않도록 한다. 당뇨 약은 먹는 약과 인슐린 등을 모두 오전 중에만 사용하도록 하며 오후부터는 상당히 컨디션이 나쁠 경우 소량으로 복용하게 한다. 저혈당을 일으키기 때문이다. 그리고 당뇨, 간장병, 췌장병이 있을 경우에는 작은 주전자에 물을 400cc씩 넣고 끓여 끓는 물에 쇠뜨기 물 10g을 넣고 불을 끈다. 그대로 상태에서 식을 때가지 기다렸다가 하루에 여러 차례에 걸쳐 나누어 마신다. 또는 물 550cc 속에 청각채를 반을 넣고 충분히 불린 다음 약한 불에 올려 천천히 저어 가면서 풀 상태가 될 때까지 달여서 나누어서 물을 먹도록 한다.

3. 신장병

　신장병인 사람은 일반적인 야채스프 방식과는 다르게 실행해야 한다. 다페이시가즈 박사는 1천명의 환자들의 양해를 얻은 임상실험에 의해서 7년간 걸쳐 1989년 7월에 완성했는데 96%라는 놀라운 치유력을 가진 것으로 발표하였다.

　신장기능을 회복하기 위해서는 먼저 개다래[7] 5g 감초 5g을 4홉(1홉 = 180cc) 물에 넣어 센불에 끓인 후 약한 불에 10분간 달인 다음 불을 끄고 자연적으로 식힌다. 식힌 물을 하루에 3번 나누어 먹도록 한다.

주의사항

(1) 분량과 복용 방법을 마음대로 변경해서는 절대로 안 된다.

(2) 개다래는 여러가지가 있는데 한의원이나 약재상에 가면 좋은 것을 고를 수 있다. 가늘고 긴 것은 전혀 효과가 없으며 작고 둥근 공 모양으로 생긴 것이 좋다.

(3) 신장의 건강을 위해 개다래 감초물을 사용하는 기간은 1개월에서 2개월이다. 지속적인 사용은 금한다. 만성 신장병이라도 초기라면 급성 신장염에서는 1개월 정도만 먹도록 하고 만성 신장염일 경우 2개월 정도로 한다.

(4) 개다래와 감초 달인 후 찌꺼기는 버리지 말고 다음날 물 4홉을 부어 재탕해서 먹도록 한다.

(5) 신장 건강법은 개다래 100g과 감초 100g이 한차례 먹는 양이 된다. 전술한 바와 같이 재탕까지 하므로 한차례를 먹으려면 40일이 걸리게 된다.

(6) 개다래 감초물을 1차 복용 후 소변과 혈액 검사를 받아서 신장이 정상으로 돌아왔는지 확인한다.

(7) 신장 투석을 받고 있는 사람은 야채스프를 아침에 100cc, 저녁에 100cc 씩 먹는 것으로 시작하는데 이유는 생각보다 증상이 심각할 경우에는 회복이 된다고 확언 할 수 없기 때문이다. 다시 한 번 강조하지만 신장병이 있을 경우 절대로 현미차를 복용하면 안 된다.

---

7) 다래나무과는 전세계에 3속 320종이 분포하며, 온대 및 열대지방에 주로 분포되어 있다. 교목 또는 관목으로 때로는 덩굴성이다. 잎은 단엽으로 호생하며 엽병은 있으나 탁엽이 없다. 꽃은 액상의 소형의 집산화서 또는 속상화서를 이루며 악편은 5개로 기와모양으로 배열, 꽃잎도 기와 모양으로 배열 뒤틀린 모양으로 붙어 있다. 과실은 액과로 다수의 작은 종자가 들어 있다. 나병, 백전풍, 요통, 통풍 등에 효과가 있다.

(8) 신장의 건강법은 40일이면 끝나므로 41일 째부터 아침, 낮, 저녁에 야채스프 180cc를 하루에 3회, 약 5개월 간 먹도록 하며 이후로는 평생 잊지 않을 정도로 야채스프를 지속적으로 복용하면 건강을 회복할 수 있다.

신장 결석, 담낭 결석, 방광 결석, 요로 결석이 있는 경우에는 양파를 얇게 썰어 여기에 간장과 식초 반반을 넣어 간을 맞추어 미역이나 청각채[8] 등을 곁들여 먹음과 동시에 야채스프를 하루에 600cc 정도 1개월 정도 복용하면 결석은 자연히 녹아내리게 된다. 주의해야 할 사항은 절대로 썰어진 양파는 물로 씻어서는 안 되며 배뇨 시 통증이 있을 경우에는 배뇨를 참고 40℃ 정도로 다소 뜨겁게 하여 환부를 따뜻하게 해주면 통증이 감소된다. 배뇨시 참았다가 한 번에 배설하는 것도 좋은 방법이다. 담석에 의한 통증을 없애려면 등나무 잎과 줄기 8g, 담쟁이 넝쿨 4g, 물 720cc를 끓여서 물이 반으로 줄어들 때까지 달여서 따뜻하게 먹으면 된다.

---

[8] 청각채는 김치의 양념으로 많이 들어가는 홍조류에 딸린 바닷말이다. '청각' 이라고도 하며 동의보감에 의하면 청각채는 신장기능을 튼튼하게 하는 효과가 뛰어나다. 방광 결석에는 청각채를 그대로 무쳐 먹거나 청각채 반묶음에 물을 2컵 가량 섞어 먹으면 좋다.

4. 아토피 피부염

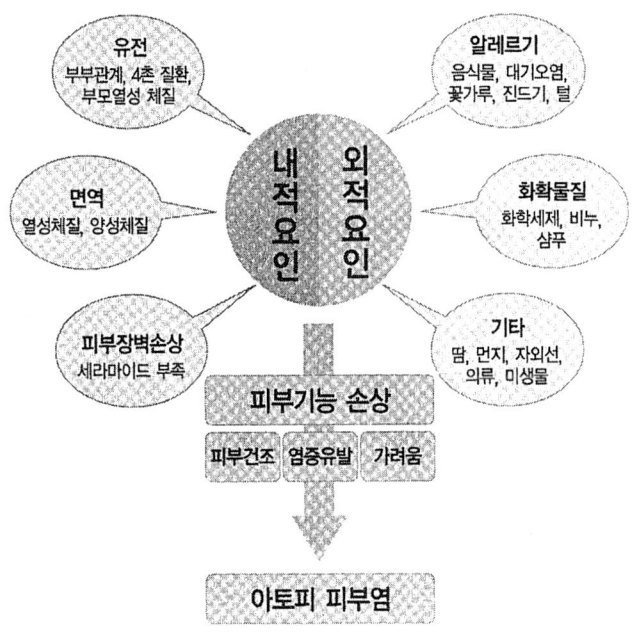

아토피 피부염은 피부병이 아닌 몸속에서 보내주는 영양분을 피부로 보내주는 통로에 이상이 생기거나 부족할 때 생긴다. 아토피 피부염의 가장 큰 특징은 가려움이라 할 수 있으며 피부건조, 발진, 진물, 부스럼 딱지, 비늘 피부 등의 증상과 천식, 기관지염, 비염, 요실증, 구토, 설사, 숙변, 눈부심, 결막염 등의 전신적인 증상도 함께 발생하는 것이 일반적이다. 흔히 태열이라 불리는 유아형 아토피는 생후 2~6개월에 나타나며 양쪽 볼에 반점으로 시작해 얼굴, 머리 등에 붉은 반점과 물집, 딱지 등이 생겨서 전신에 나타나기도 한다. 유아형 아토피는 24개월 정도 되면 사라지는 특징이 있다. 4세에서 10세 사이에 발생하는 아토피를 소아형 아토피라 하는데 피부

건조 및 가려움이 심해진다. 얼굴, 목, 팔꿈치 안쪽, 무릎 뒤쪽 등에 잘 생기며 유아기 때 보다는 진물이 적고 건조하다. 피부를 계속 긁어 상처가 남고 피부가 가죽처럼 두꺼워지기도 한다. 청소년기가 지나도 지속되는 아토피는 성인형 아토피라 한다.

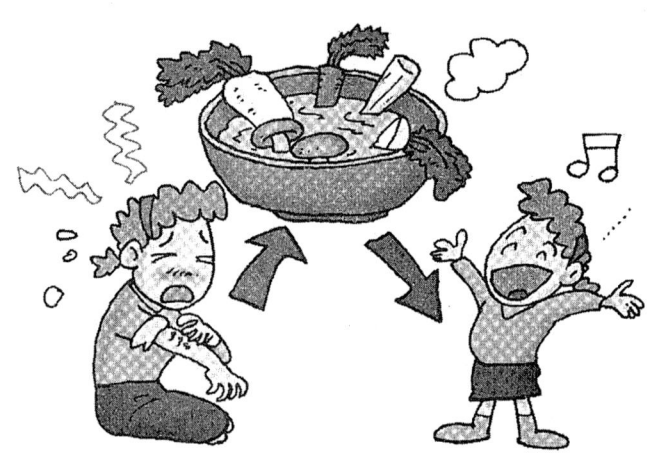

아토피 피부염 환자는 신장 질환과 관련있으므로 최초 일주일만 비타민 B2정을 한 알씩 먹이고 야채스프를 소량으로 먹어야 하며 그 양은 10cc 정도이다. 일반적인 복용법처럼 한 번에 너무 많이 먹이면 피부가 벌겋게 붓고 아프며 가려움증이 심해져서 3일 만에 피부가 갈라지고 피가 스며 나오거나 높은 열이 발생하므로 유의해야 한다. 따라서 체세포의 기능을 서서히 정상화시킬 필요가 있다. 일주일 동안 10cc 복용해서 큰 변화가 없다면 20cc로 바꾸고 다시 변화가 적다면 서서히 양을 늘려간다. 반대로 상태가 악화되면 야채스프의 양을 줄이고 이틀에서 삼일정도 복용을 삼간다. 회복에는 1개월에서 일 년이 걸리는데 스테로이드 계통의 약이나 한약 등의 사용은 금지해야 한다. 아토피 피부염은 육류와 유제품을 먹이지 않도록 한다. 특히 어릴 때부터 청량 음료와 패스트푸드의 복용은 아토피 피부염으로 가는 지름길이다. 성인이 되기 전까지는 절대로 청량 음료와 패스트푸드를 먹이지 말자. 필자는 패스트푸드를 어쩔 수 없는 경우(시간이 엄청나게 쫓기는 경우) 빼고는 거의 먹지 않는다. 이유는 세계적인 월간지 아틀란틱(Atlantic Monthly)기자인 에릭슐로셔가 쓴 "패스트푸드의 제국"에 잘 나와 있다.

5. 통풍

통풍은 퓨린이라는 단백질이 체내에서 제대로 대사하지 못해서 생성되는 혈액 중에 요산이 높은 상태로 관절 및 연부 조직에 오래 지속되어 요산의 결정체가 여러 조직에 침착하여 여러가지 증상을 유발하는 대사성 질환으로 주로 40대 이후의 남자에게 발생한다. 요산은 세포가 신진대사를 한 결과 생기는 물질로, 말하자면 몸이 여러 가지 물질을 에너지로 소비한 뒤에 생기는 잔유물이다. 원인 물질이 되는 요산은 우리가 먹는 음식물 중에도 많이 포함되어 있는데, 핵산이 많이 함유된 음식, 즉 육류나 등푸른 생선 등을 많이 먹는 경우에 유발 가능성이 높아지며, 그 외에 음주나 비만증, 정신적 및 육체적 스트레스, 약물 등으로도 유발될 수 있다. 이차성으로도 통풍이 유발될 수 있는데, 만성 신장염, 고혈압, 골수 증식성 혈액 질환 등에 의해 발생할 수 있다. 우리나라에서도 최근 들어 통풍 환자가 점점 늘어가는 추세로 젊은 사람보다는 나이가 많은 사람에게서 잘 발생하고 여자보다는 남자에게서 훨씬 많이 발생한다. 통풍성 관절염은 발병 초기에 약 90%가 한 곳의 관절에 급성 관절염의 형태로 나타나며 주로 엄지 발가락, 발목, 무릎 등 하지의 관절에 발생한다.

급성 통풍 발작은 갑작스럽게 관절이 붓고, 통증과 부종이 오고 붉은 색조를 띠기 때문에 마치 골수염이나 감염성 관절염과 같은 질병으로 오인될 수 있다. 대개 증상은 밤에 잘 생기며, 대부분은 손을 댈 수 없을 정도로 격심한 통증을 동반하는 경우가 흔하다. 이러한 급성 발작을 잘 일으키는 요인은 음주, 수술, 출혈, 감염, 일부 약물의 복용, 방사선을 이용한 암 치료, 과식과 과로 및 심한 운동이나 타박상 후 등이 있다. 급성 통풍 발작은 며칠 간 지속되다가 저절로 증상이 사라지게 되며, 자주 재발하는 것이 특징이다. 통풍 발작의 주기가 짧아져 만성 통풍으로 진행하게 되면 손가락, 발가락, 어깨 관절이나 귓 볼 등에 통풍 결절이 생겨 통증을 유발하고, 각 관절에 변형을 초래하기도 한다. 통풍은 완치가 어려우며 평생 갈 수도 있다. 따라서 통풍에 대해 잘 알고 예방하는 것이 무엇보다 중요하다. 통풍 예방을 위해서는 체중 조절, 식이요법 등이 있으며 육류와 술은 지양하는 것이 좋다. 그리고 하루에 2,000cc 이상 수분을 섭취하고 규칙적인 식사습관을 가지는 것이 무엇보다 중요하다.

    통풍 환자는 간헐적으로 발생하는 급성 발작을 예방하기 위해, 약물 치료 이외에도 몇 가지 조심해야 할 점이 있는데, 술과 고기 같은 금기 식품을 절제하고 과로를 피해야 한다. 그리고 핵산이 다량 함유된 등푸른 생선(정어리, 멸치, 고등어 등)을 삼가고, 콩, 시금치, 감 등의 섭취량을 반드시 줄인다. 만약 통풍 발작[9]이 일어났을 때는 일단 아픈 관절에 무리를 가해서는 안 되며, 베개 등을 받쳐서 아픈 부위를 좀 높게 해주는 것이 도움이 되고, 신발도 편한 것을 신도록 한다. 그리고 다른 관절 질환과는 달리 찜질(냉찜질, 온찜질)은 도

---

9) 우리나라 민간요법에는 통풍이 오면 개다래 열매를 그늘에서 말려 가루를 내어서 한 번에 3~4g 씩 하루 3번 빈 속에 먹거나 소주에 저온숙성 해서 하루에 2-3회 먹는다. 열매는 혈액순환을 잘되게 하고 몸을 따뜻하게 하며, 요산을 없앤다. 요통, 관절염, 통풍에 효과적이다.

움이 되질 않는다고 한다. 통풍은 대사성이자 만성 질환이므로 한두 번의 치료로 완치시키기는 불가능하다. 야채스프를 먹고 있을때 통풍 발작이 생기면 복용을 중단하고 2주일 정도 병원약을 먹거나 개다래 담근 술을 복용하도록 한다. 그리고 2주일이 지나면 다시 야채스프를 먹도록 한다. 통풍에는 신장병과 마찬가지로 현미차를 절대로 사용해서는 안 된다.

6. 고혈압

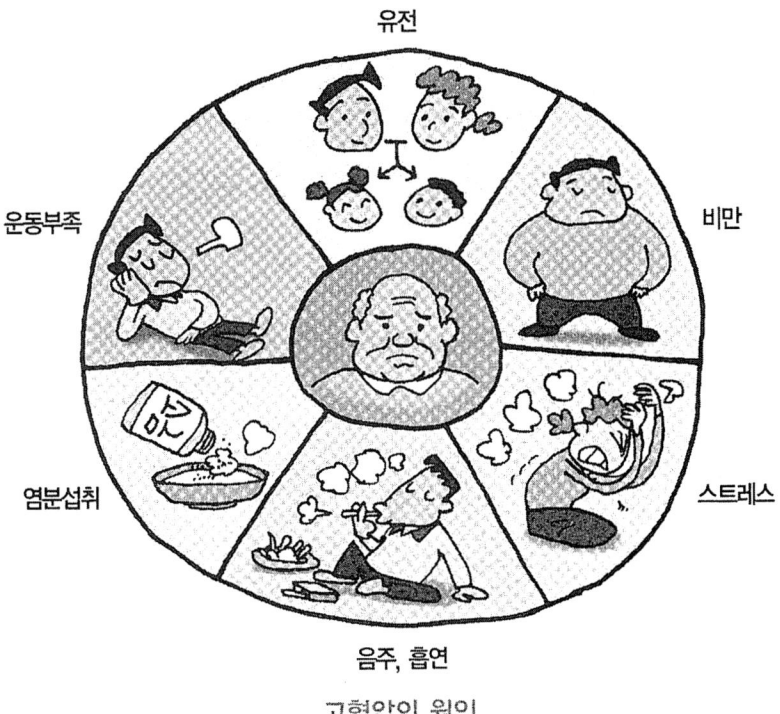

고혈압의 원인

고혈압이란 일반적으로 혈압이 수축기혈압 140mmHg 이상, 이완기혈압 90mmHg 이상의 혈압을 말한다. 고혈압은 진단하기도 쉽고 치료법도 간단하지만 별로 증상이 없어서 그대로 방치하는 경우 심부전증, 협심증, 심근경색 신부전, 시력장애, 위축, 고혈압성뇌증, 뇌동맥경화, 뇌경색, 뇌출혈 등 치명적인 합병증을 일으킬 수 있다. 고혈압의 원인으로 대표적인 것이 유전이다. 부모 한쪽이 고혈압이면 자녀의 약 50%가 고혈압에 걸릴 위험이 있고 부모 모두 고혈압이면 자녀의 70%가 고혈압에 걸릴 위험에 노출되어 있다. 두 번째는 환경적 요인으로 육체적, 정신적 스트레스나 과로 긴장 불안으로 인해 급성으로 일어난다. 또한 비만도 고혈압의 주요 원인이다. 체중이 10% 증가하면 혈압이 약 7mmHg 정도 상승되기 때문이다. 마지막으로 과음, 과식, 육식, 식염의 과잉 섭취로 고혈압이 올 수 있으므로 유의해야 한다. 우리나라 성인중 15~20% 정도는 고혈압으로 추정되며 고혈압이 문제가 되는 이유는 고혈압인 사람은 심근경색, 심장발작, 뇌졸중, 혈관, 신장등에 위험한 합병증이 유발될 가능성이 높기 때문이다. 고혈압은 야채스프를 하루에 600cc 이상 먹기 시작하고부터 1개월이 지나면 혈압이 내려가므로 약도 서서히 줄여 가도록 한다. 약을 갑자기 끊게 되면 쇼크가 생기므로 조심해야 한다. 그리고 쾌변에 주의하도록 한다.

7. 백혈병

백혈병은 골수내의 림프구 계열의 세포를 침범하는 악성 혈액 질환으로 백혈병 세포가 골수, 간, 비장, 림프절, 신장, 고환 그리고 중추 신경계를 주로 침습하는 특징을 가진 질환이라 정의되고 있다. 백혈병의 원인은 아직 명확히 규명되지 않은 상태이나 유전적인 상태에서 기인하는 것으로 알려져 있다. 3세에서 5세 사이로 소아암 중 가장 높은 빈도를 나타내며 동아일보

(2005. 04. 28)의 기사에 의하면 14세 이하의 경우 각종 암 중에서 백혈병이 가장 많이 발생하는 것으로 나타났다. 하지만 모든 연령에서 발생하는 것이 현실이다. 미국에서는 년간 인구 10만명 당 13명 정도가 발생하며 우리나라에서도 이와 비슷한 빈도로 발생한다고 추정되고 있다. 백혈병은 다른 암세포에 비해서 세포분열과 성장속도가 매우 빠르기 때문에 위험하다. 이러한 백혈병은 야채스프와 현미차를 각각 600cc이상 매일 먹으면 서서히 개선되어 간다. 약은 서서히 줄이면서 꾸준히 복용하면 3개월 정도면 정상으로 돌아오며 1년 이상 장기 복용하면 회복이 된다고 다페이시가즈 박사는 증언한다. 그리고 야채스프와 함께 칼슘이 들어있지 않은 프로테인(Protein; 단백질 첨가제)을 녹여서 아침에 10g 저녁에 10g을 먹는데 녹은 프로테인을 체내에서 허실 없이 소화해주는 효소인 레시틴(lecithin)을 아침에 1알을 먹고 저녁에 1알을 같이 먹으면 그 효과는 보다 빨리 나타난다. 그리고 소변요법을 곁들이면 효과가 극대화 된다. 여기서 사용되는 프로테인은 깡통으로 하나가 되고 레시틴은 한 병이다. 그 이상은 먹지 말아야 한다고 다페이시가즈 박사는 전하고 있다.

8. 기타

한번 손상된 뇌는 재생이 되지 않기 때문에 기능 회복은 불가능하며 약도 없다고 한다. 뇌질환 장애가 있는 경우 야채스프 600cc, 현미차 600cc 이상을 꾸준히 복용하도록 한다. 어떤 사람은 야채스프를 6개월 이상 먹었는데 그때부터 자기 혼자 걸을 수 있게 되었으며 1년 후에는 말도 할 수 있게 되었으며 바지를 손수 입거나 벗었다고 다페이시가즈가 주장하였다. 특히 뇌종양의 경우 야채스프 복용 시 뇌종양 수술 후 파이프를 빼내지 않고 있을 때 야채스프와 현미차를 3일간 파이프를 통해 먹이게 되면 파이프 속으로 뇌세포가 들어온다. 따라서 될 수 있으면 신속히 파이프를 제거해서 두통과 시간 지연을 방지한다. 파이프 제거 후 6개월간 야채스프를 복용하면 예전의 뇌와 다르지 않을 정도까지 회복한다고 한다. 그리고 뇌장애 극복을 위해 가장 중요한 것은 조금이라도 보행할 수 있게 아무리 넘어지더라도 스스로 일어나도록 해야 한다.

간질은 대뇌 피질의 이상과 흥분으로 나타나며, 뇌의 병변을 일으키는 질환은 발작의 원인이 될 가능성이 있다고 본다. 그러나 실제 원인을 정확히 알 수 없는 특발성 간질이 60-70%로 대부분을 차지하고 있다. 그 외 원인으로는 선천성 질환, 감염, 종양, 뇌졸중, 퇴행성 질환, 두부손상 등 다양하게 있으며, 최근 수술적 치료로 그 병리 소견이 밝혀지고, 또한 핵 자기 공명 촬영 등 신경 영상 진단법의 발달로 원인을 알 수 없었던 많은 질환이 새로이 규명되고 있어 간질 치료에 크게 도움이 되고 있다. 간질이 있는 사람은 야채스프와 현미차를 하루에 600cc 이상 3일 이상을 먹고 약을 서서히 줄이도록 한다. 이렇게 1개월 정도 꾸준히 복용하면 아무리 심한 간질이라도 회복이 가능하다. 약은 평생 먹는 것이 아니므로 서서히 줄여 나가도록한다.

녹내장은 눈 속의 압력이 높아져 눈에서 받아들인 빛을 뇌로 전달하는 시신경이 파괴되어, 시야가 좁아지는 병으로 결국에는 실명을 초래할 수 있는 무서운 안과 질환이다. 아직까지 명확하게 발생 원인은 밝혀지지 않고 있으나 40세 이후에 발생 빈도가 높아진다. 주요증상은 구역질과 구토를 수반하며 시력 저하, 동공 산대 두통 안통 등을 동반한다. 백내장은 카메라의 렌즈에 해당하는 수정체라는 것이 있는데 이 수정체가 이상이 생겨 광선이 들어

가지 못하고 이로 인해 시력 장애를 초래하게 되는 현상이다. 노인성 백내장이 가장 많으며 당뇨병과 같은 대사성 질환, 장기간에 걸친 자외선 노출이 주원인이다. 눈 관련 질환인 녹내장과 백내장은 야채스프 600cc 이상을 10개월 이상 꾸준히 복용하면 효과를 보게 되고 1년 이상 먹으면 전성기의 시력으로 돌아간다고 한다. 시력장애의 경우 스프를 먹기 시작해서 10일째 부터 눈이 흐려지거나 침침해지는 명현반응이 나타나는데 며칠 지나면 잘 보이게 된다. 계속 복용하면 20일 간을 주기로 시력이 좋아져서 안경을 벗어버리는 사람이 많다.

심장병은 협심증, 심근경색, 심부전증을 비롯하여 심장판막증 등이 있다. 특히 관상동맥 심장병인 협심증, 심근경색의 특징은 일시적으로 누르고 조이는 듯한 가슴 통증으로 나타난다. 이러한 통증은 심한 운동과 같은 과도한 체력을 소모할 때 발생하는 것이다. 그리고 통증은 왼쪽 어깨나 왼쪽 팔에서 손까지 뻗치기도 하는데 심장의 산소 부족 현상을 경고 하는 것이다. 심장병과 같은 경우 야채스프와 현미차를 하루에 2,600cc이상을 20일 이상 먹고 있으면 정상으로 돌아간다고 한다.

중년을 넘기게 되면 여자와 남자에게 대표적으로 발생하는 생식 관련 질환이 있는데 여자는 자궁근종, 남자는 전립선비대 등이다. 자궁근종은 명확하게 알려지지 않으나 미숙세포에 의해서 발생하며 난소의 기능이 왕성할 때 근종이 잘 자란다. 전립선은 남성의 성기의 일부로서 전립선 비대란 전립선이 점점 비대해져서 배뇨 작용에 엄청난 고통을 수반한다. 1999에 개봉된 '프랭크 다라본트' 감독의 "그린 마일"에서 폴 에지컴의 역으로 나오는 톰 행크스가 전립선염으로 고생하는 내용에서 잘 나타난다. 자궁근종과 전립선 비대인 경우 하루에 야채스프를 600cc쯤 적어도 8개월 간 지속해서 복용해야 한다.

췌장은 길쭉한 장기로 비장과 접하고 있으며 십이지장에 둘러 싸여있는데 소화액을 만들고 혈당을 조절하는 인슐린 등 여러 호르몬을 만드는 역할을 한다. 췌장이나 만성 췌염인 사람은 조기에 해소하지 않으면 췌장암으로 옮겨 가는 수가 많다. 이에 대한 가장 좋은 방법은 적당하게 산책하는 운동이 좋다. 따라서 야채스프를 하루에 600cc 이상 먹고 걸으면 췌장암이라도 3개월이면 간단하게 나아진다고 다페이시가즈 박사는 전하고 있다.

그 외에 건강한 사람이라도 야채스프를 4개월 이상 꾸준히 열심히 복용하면 젊어 보이게 되며 여성의 경우 폐경기가 지나도 생리가 발생하는 경우도 있다. 다페이시가즈 박사는 현재 74세의 할머니에게서 생리가 1년간 매월 정상적으로 오고 있는 사례가 있다고 전한다.

9. 야채스프 요법에 의한 각종 질환 치료 기간

다페이시가즈 박사에 의하면 각종 질환이 치료되는 기간은 아래와 같다.

(1) 간장은 경변이 있어도 1개월이면 정지되며, 간암, 유방암, 자궁암의 경우 암세포의 활동은 3일이면 완전 중지되며, 기능 회복은 6개월 소요.

(2) 생리 불순일 때는 야채스프를 하루에 600cc씩 꾸준히 복용하면 처음에는 1개월에 2회 생리를 하다가 나중에 주기적인 생리를 경험하게 되며 생리통이 없어지기도 함. 심지어는 폐경기가 지난 사람도 생리를 다시 시작하는 사례가 보고됨.

(3) 췌장암은 황달이 있어도, 바로 일을 해도 되고 기능 회복기간 3-6개월 소요.

(4) 위, 십이지장 궤양, 고혈압, 무릎 관절염 3-10일에 억제되고, 기능 회복기간 1개월 소요.

(5) 백내장은 1개월, 안과에 관한 것은 1-4개월 소요되며 스프를 먹기 시작해서 20일 정도 지나면 시력이 점차적으로 좋아져서 젊었을때 시력을 되찾는 경우가 많음.

(6) 불면증, 어깨결림, 피로 10-20일.

(7) 아토피성 피부염 4-7개월.

(8) 노인성 피부사반(저승꽃), 주근깨 1-3개월.

(9) 신경통, 류마치스, 중증의 관절염 6-12개월.

(10) 간질 3-4일이면 증세가 멎고, 완전 회복기간 1-6개월.

(11) 뇌혈전을 2회이상 일으킨 보행, 언어장애 2-12개월.

(12) 뇌연화, 뇌종양 2-3개월.

(13) 심장질환, 부정맥 20일.

(14) 동맥경화, 동정맥 혈관류, 기타 약 1개월.

(15) 심장병, 고혈압, 스테로이드계 약물을 쓰는 사람은 1-2개월.

(16) 모발은 6-12개월이면 5,000-10,000 본이 돋아남.

(17) 모발, 손, 발톱은 연령에 관계없이 보통보다 3배 빨리 자람.

제5부 일반적으로 찾아오는 명현 반응

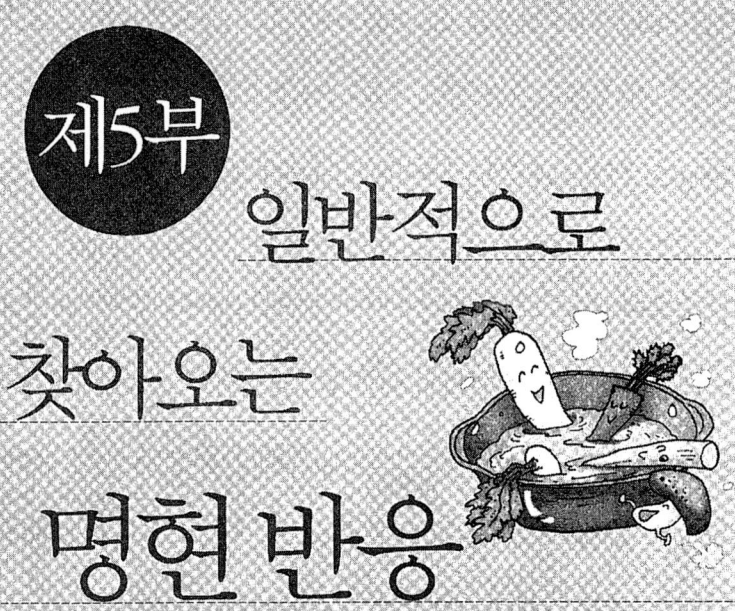

〈야채스프1004 가족들의 원래 체험 사례와 댓글(REPLY)을 될 수 있는 대로 원본 그대로 살렸고, 이 책의 성격상 인터넷 용어와 기본적인 오탈자만 고쳤습니다. 간혹 댓글(REPLY)의 연결이 매끄럽지 못함을 이해하여 주시기 바랍니다.〉

일반적으로 찾아오는 명현 반응

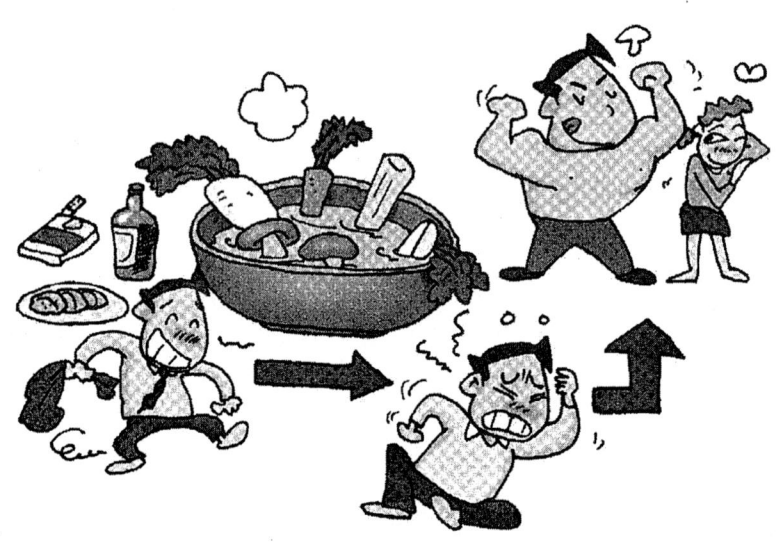

질병을 근본적으로 치료하게 되면 반드시 발생하게 되는 몸의 이상한 반응이 있는데, 이것을 명현 반응 혹은 호전 반응이라 한다. 이러한 명현 반응으로 나타나는 증상은 대체적으로 머리에서는 두통, 어지러움, 귀울림, 입안이

헤지는 증상들이 있고, 흉부에서는 가슴이 답답하거나 조여들며, 배에서는 속쓰림 등의 위장장애, 가스가 차는 느낌, 대소변의 변화(설사, 변비, 변 색깔의 변화, 대소변의 악취 등), 냉 대하 등이 있으며, 전신적으로는 피부발진, 구역감, 몸살, 전신 부종 등 여러 가지로 발생한다. 그러나 이것은 크게 걱정할 필요가 없다. 그 이유는 모두 해당 부위의 치료가 빠른 속도로 진행될 때 나타나게 되기 때문이다. 따라서 명현 반응을 너무 겁먹을 필요가 없다.

명현 반응이 나타나는 시기는 병의 성질에 따라서 차이가 나는데, 보편적으로 두 가지로 대별할 수 있다. 첫째는 치료 시작 후 약 한 달 전후로 하여 나타나는 것으로 치료 시작과 함께 호소하던 증상들이 점점 좋아지다가 갑자기 명현 반응이 나타난다. 두 번째는 치료를 시작하자마자 나타나게 되는데 이 경우는 병의 성질이 매우 급한 경우이다. 이런 경우 환자는 치료를 통해 병고에서 벗어나려 했는데, 더 심해짐으로 인해 치료를 포기하는 경우가 아주 많으나 사실은 치료하기에는 더 용이하다고 할 수 있다. 그러니 환자분들도 포기하지 말고 꾸준한 치료가 필요하다고 판단한다. 따라서 명현 반응의 기간은 병의 깊이에 따라 차이가 나며 병이 가벼운 경우는 몇 시간에서 열흘 정도 명현 반응이 나타나게 되고, 좀 더 깊은 경우는 한 달 정도 명현 반응으로 고생을 하게 되며, 암 같이 매우 심한 경우는 3개월 이상 나타난다. 명현 반응이 나타나면 환자는 짜증도 많이 나고, 치료를 포기하고 싶은 생각이 드는데 이때 짜증을 내고, 감정을 심하게 부리면 더욱 힘들게 되므로 유의해야 한다.

특히 암의 경우에는 야채스프 요법 후에 암이 일시적으로 커졌다가 작아진다는 사례가 보고되고 있다. 이것 또한 명현 반응으로 판단된다. 명현 반응 중 설사는 가장 잘 나타나는 현상 중 하나로, 위에서 설명한 시기와 관계없이도 나타난다. 대체로 치료시작 1주일에서 열흘 후에 나타나는 경우가 많으며 몸속의 독기와 탁기를 빼내는 과정이므로 장에 탈이 나서 나타나는 설사와는 달리 몸에 힘이 빠지지 않고, 지사제를 복용하거나 하는 등의 기타 조치가 없이도 일정 시간 후에 저절로 정상으로 돌아가게 되므로 큰 걱정을 하지 않아도 된다.

1장에서도 언급되었지만 건강한 사람의 경우 야채스프를 복용하면 신체의 변화가 나타나는데 가장 두드러진 경향이 술에 강해진다는 것이다. 스프를 먹기 시작해서 1주일이 지나면 효과가 나타나는데 숙취가 없어지므로 적당한 점에서 술을 끊으면 된다. 항상 술을 마시는 사람은 반대로 술을 못 마시게 되는 경우도 있다. 필자는 야채스프 복용 후 숙취가 없어졌다. 여성의 경우 불규칙하게 진행되는 생리가 처음에는 1개월에 2번 지속되다가 1번으로 진행되며 생리통이 없어진다. 야채스프 천사 카페 가족 중에서 수술 후 자궁이 거의 남지 않았지만 생리를 하는 사례가 보고되었다. 그 외의 야채스프를 복용하면 일어나는 신체적 증상 및 변화는 다음과 같다.

(1) 야채스프를 복용하면 어떠한 병에 걸렸더라도 체온이 1℃ 정도 내려가게 된다. 야채스프는 면역력을 극대화시키는 역할을 한다. 인체에 바이러스가 들어오면 면역력이 강해져서 감기에 잘 걸리지 않게 된다.

(2) 약을 장기 복용한 환자는 명현 반응이 강하게 나타난다. 특히 아토피 피부병을 가진 사람은 스프의 양을 소량으로 시작해서 양을 서서히 늘린다.

(3) 복용 초기에는 얼굴, 손발 등 전신에 습진이 생기거나 가려울 수 있다. 이럴 경우 식물성 기름이나 멘솔레담 로션을 바르면 괜찮다.

(4) 정상 체중인 사람은 체중의 변화가 거의 없지만 비만이거나 허약체질일 경우 하루에 야채스프를 600cc 정도 복용하면 1개월 전 후로 체중의 변화가 오게 된다. 비만인 사람은 살이 빠지게 되고 허약 체질인 경우는 살이 불어나게 되는데 3개월 정도 복용하면 체중의 변화가 거의 없다. 이것은 자기 몸에 맞는 적당한 체중을 가지는 것이므로 걱정 할 필요가 없다. 체중이 변한다면 기뻐해야 할 일이다.

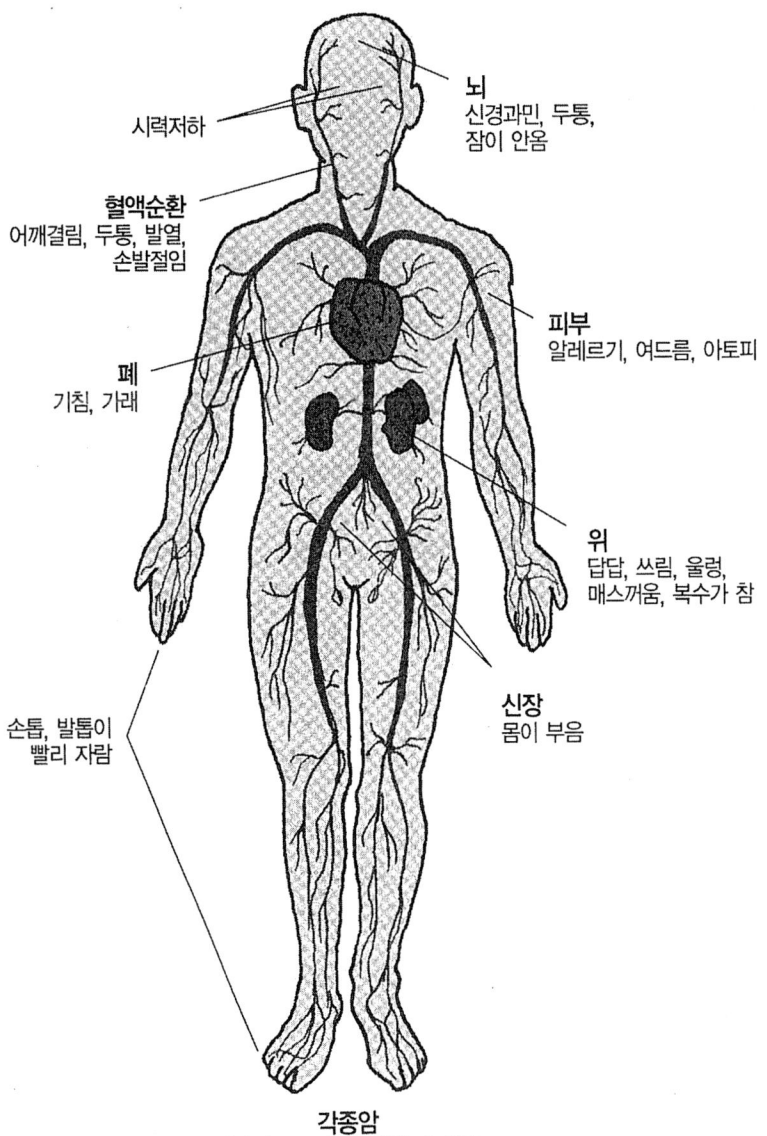

(5) 시력저하 현상은 가장 많이 나타난다. 시야가 흐려지거나 눈 가장자리가 가렵게 되는데 2~3일 후면 좋아지게 되며 시력이 좋아지기 때문에 안경의 도수를 낮추어 끼지 않도록 주의한다.

(6) 뇌혈관 장애나 두부 외상이 있는 사람은 2~3 일간 두통이 아주 심하게 발생하며 본인뿐만 아니라 가족에게도 고통을 줄 수가 있다. 하나 3~4일 경과하면 소멸되면서 회복된다.

(7) 고혈압 환자, 당뇨 환자는 야채스프를 몇 개월 복용하면 약을 먹지 않게 된다. 이것은 지극히 정상적인 것이다. 약을 갑자기 중단하게 되면 쇼크가 발생할 수 있으니 서서히 줄여라. 약을 먹지 않아도 되는 시기는 개인별로 다르기 때문에 스스로 알게 된다.

(8) 전립선염이나 비대인 경우 야뇨증이나 소변이 자주 마려울 수 있으나 시간이 지나면 괜찮다.

(9) 폐암이나 폐결핵 등의 질병이 있는 사람 또는 병력이 있는 사람은 무엇이나 진해제를 이틀 정도 복용한 후 기침이 나지 않으면 야채스프 복용을 시작해야 한다. 야채스프를 먹으면 기침을 하게 되는데 이것은 명현 반응이므로 걱정할 필요가 없다. 야채스프를 처음으로 복용하면 폐질환으로 인하여 기침이 나오게 되므로 무엇이나 진해제를 미리 꼭 먹어두도록 해야 한다. 특히 폐가 좋지 않은 사람이 야채스프를 복용하면 초기에는 상태가 좋아지는 것처럼 보이지만 시간이 지나면 한동안 기침을 심하게 하게 되므로 반드시 무엇이나 진해제를 복용한다. 그리고 폐암 환자는 산소가 몸속에 얼마나 있는지 확인하는 것이 중요하다.

(10) 부인과 병종이 있는 사람은 스프를 먹기 시작하면 허리가 묵직한 감이 있고, 대하가 많아질 수도 있다. 3~4일 경과하면 제반 증상이 없어진다.

(11) 여성은 연령에 관계없이 다시 생리가 시작되는 사람이 많다. 젊은 여성의 경우 4~5개월 복용 후부터는 새로운 생리 주기가 형성되느라 한 달에 두 번 올 수도 있다. 그 후부터는 정상 주기가 되니 염려할 것은 없다.

(12) 염증성으로 복수가 차오르는 사람 또는 악성 종양 등 기타의 중병이 있는 사람들도 야채스프와 병용을 하면서 치료하면 치료하는데 최고의 조건을 만들어 주게 되므로 현저하게 빨리 치유가 된다.

(13) 현미차는 당뇨병 환자의 인슐린 분비를 증가시켜주며 이뇨작용이 현저히 좋아진다. 3~5일째부터는 소변이 맑아지는 것을 느낄 수 있을 것이다.

(14) 복용 6~12개월이 되면 머리카락이 5,000~ 10,000 본이 더 돋아나고, 손톱, 발톱, 모발은 연령에 관계없이 3배 이상 더 빨리 자란다.

(15) 중병이 아닌 사람들은 스프와 현미차를 4~6 개월 정도 복용하고 그 후부터는 잊어버리지 않을 정도로 복용하면, 평생 다른 병에 걸리지 않는다.

(16) 야채스프 복용 시 뼈가 자라는 경우가 발생하는데 야채스프를 1개월 정도 중지하고 다시 시작해야 한다.

(17) 복용 1주일 정도 후면 주량이 늘어난다. 숙취를 모르기 때문에 정도껏 마셔야 한다.

이외에도 부작용과 같은 일시적인 증상이 나타날 수 있으나 이것은 부작용이 아니라 명현 반응(또는 호전반응)이니 걱정할 필요가 없다. 명현 반응이란 질병이 치유되어 갈 때 일시적으로 악화되는 것 같은 증상을 나타내는 것이며 한의학에서 사용하는 단어로 서양의학에는 없다. 야채스프를 복용하면 체내에 축적되어있던 독소와 노폐물이 급속히 배출되면서 명현 반응이 나타나는 현상으로 체질이 바뀌면서 일시적으로 나타나는 증세이므로 걱정하지 않아도 된다. 명현 반응은 심하게 나타나는 사람도 있고, 전혀 없는 사람이 있다. 반응이 없으면 체내에 노폐물이 적고 큰 병에 걸릴 염려가 없는 사람이다. 대개의 경우 자극이 심한 음식물을 좋아하는 사람, 고기와 인스턴트 식품을 장기간 많이 먹은 사람, 과거에 큰 병을 앓아 약을 장기복용한 사람, 식품첨가물이 많은 음식을 섭취한 사람, 스트레스가 심하게 많은 사람은 호전반응이 강하고 길게 나타나는 것이 일반적이다. 야채스프 복용 시 발생하는 명현 반응의 일상적인 증상은 사람마다 다르나 뽀드라지, 변비, 설사, 불면증, 졸음, 눈곱, 콧물, 현기증, 미열, 치통, 심한 입 냄새, 손발 저림 및 통증, 위통, 관절통, 옛 상처의 통증, 두통, 운동이 부족한 분들은 몸살 기운, 작은 좁쌀 같은 증상, 가려움증 등을 들 수 있으며 갑자기 이런 증상이 나타나면 놀라게 되는데, 병이 나으려고 그런 반응이 있는 것이므로 놀랄 필요는 없다. 사람마다 식생활과 생활 환경이 다르므로 명현 반응은 야채스프 복용 후 짧게는 며칠 만에 나타나기도 하고 길게는 수개월이 걸리기도 한다. 신체의 독소와 노폐물은 땀, 숙변, 소변, 콧물, 눈꼽, 뽀드라지, 눈물 등으로 배출되며, 폐의 오염물은 가래와 기침으로 배출되고, 이로 인해 통증, 마비감, 가려움증, 부종, 두통, 불면증, 귀울림, 트는 입술, 구내염, 가슴 두근거림, 인후통, 변비, 설사, 피로감, 권태감 등이 생기는데 어느 증상이나 일시적이므로 긍정적인 마음으로 이겨내는 것이 중요하다. 도저히 참을 수 없을 만큼 반응이 심한 경우에는 야채스프를 줄이거나 중단해야 한다. 그리고 명현 반응의 제일 좋은 대처 방안은 따로 없다. 본인이 알아서 제일 편한 방법으로 참고 기다려야 한다. 명현 반응은 문자 그대로 완치되기 직전에 나타나는 마지막 고비이므로 이 고비만 잘 넘기도록 노력해야한다. 신체적으로 건강하지 못한 부분에서 발생하는 명현 반응은 다음과 같다.

혈액순환(고혈압, 저혈압) – 어깨가 아프다, 머리가 아프다, 열이 난다, 손발이 저리다.

위 – 답답하다, 쓰리다, 울렁거린다, 메스껍다.

장 – 배가 아프다, 가스가 찬다, 설사를 한다.

간 – 피곤하다, 졸리다, 눈꼽이 낀다, 몸이 가렵다, 피부에 발진이 생긴다.

폐 – 가래가 많이 나온다, 기침을 한다(특히 밤에).

신장 – 몸이 붓는다.

피부 – 알레르기, 아토피성 피부염, 여드름 등이 몇 번에 걸쳐서 더욱 심해진다.

산성 체질 – 며칠간 나른하고 피곤하다, 방귀가 난다, 목과 혀가 건조하다.

신경 예민 – 잠이 잘 안 온다.

각종 암 – 암의 크기가 일시적으로 커지는 경우가 많다. 개인별로 그리고 증상별로 각기 다르기 때문에 지속적인 복용 여부는 환자의 신중한 판단과 믿음에 따라야 한다. 병원에서는 야채스프를 복용하지 말라는 의사가 많이 있으나 꾸준히 복용해서 암을 치유한 사례가 있다.

사람은 모두 다르게 생겼듯이 야채스프 요법에서 찾아오는 명현 반응은 기존에 열거한 것 외에도 너무나 많아서 일일이 열거하기 힘들다. 다음은 "야채스프1004" 가족님들이 게시판에 올리신 명현 반응을 발췌하여 사례를 모았다. 모두 소중한 경험담이니 천천히 읽어본다면 명현 반응에 적절히 대응할 수 있으리라 믿어 의심치 않는다. 그리고 중요한 답변은 별도의 편집 없이 그대로 올렸다.

1. 각종 암에서 찾아오는 명현 반응

글쓴이 | 정화
날 짜 | 2005. 04. 14

병동에서 실제로 여러 암환자들이 호소한 통증입니다.

식도암 – 구역, 구토
식도암, 간전이암 – 복통, 소화불량, 호흡곤란, 연하곤란, 혈담
식도암, 폐암, 성문암 – 전신피로, 전신쇠약
간암 – 소화불량, 두통
말기 간경화증, 당뇨 – 혼미, 설사, 복통
간경화증 신우신염 – 오른쪽 옆구리 통증
심장부전, 당뇨 – 오른쪽 사지마비 욕창부위 통증
신세포암, 간전이암 – 흉부 및 어깨 통증
폐암, 임파선전이암 – 호흡곤란, 객담다량생성
폐암 – 동통, 배뇨곤란, 기침
폐암(머리전이) – 두통, 기침, 전신 쇠약

폐암(뼈전이) – 부종, 등쪽 통증
폐암(간, 위 전이) – 복부 통증, 식욕부진, 오심
폐암 – 척추 통증, 다리 통증
폐암 전이 – 통증, 오심 구토, 호흡곤란
폐암(4기) 농흉 – 우측흉통 및 열감, 소화불량
폐암 골전이암 추정 – 흉통, 호흡곤란, 기침, 가래
폐암(소세포암) – 다발성 전이, 흉통, 요통
담관암 – 식욕부진, 전신쇠약
담관암 – 구토, 황달
췌장암, 임파선, 간 전이 – 복부 통증
췌장암, 늑막염 – 통증
설암(뼈전이) – 목 오른쪽 팔, 손 통증
설암(경부, 피부로 전이됨) – 경부 통증
직장암 – 성대 마비 증상, 피로감
직장암, 폐전이, 혈관전이, 방광전이(인공항문상태) – 호흡곤란, 허리 다리 동통
하악항문근육종, 임파전이암 – 호흡곤란, 요통
위암, 대장암 – 전신쇠약, 오른쪽 복부 통증
위암 전이(뼈, 모든장기) – 복부 통증
위암(술후상태) – 임파전이암, 옆구리 통증, 식욕부진, 오심 구토
자궁 경부암 – 호흡곤란, 기침
자궁 경관암, 직장질루 – 복부 통증, 혈변, 불안, 우울
자궁 경부암 – 오른쪽 하지 통증
침윤성 자궁경부암(재발성) – 좌측 다리 통증
자궁경부암 – 질출혈 좌측편마비
난소암(늑막전이) – 복부팽만, 복부 통증
알렉산드 질환 – 양다리 마비, 호흡곤란
원발 불명, 편도전이, 뇌 및 목부위 전이 – 두통, 전신허약, 목부위 동통
유방암 – 통증, 호흡곤란
임파종 췌장염 담석증 – 복부 통증, 팔다리 통증, 의식저하
복부종양 – 통증

급성백혈병 – 호흡곤란, 복부팽만, 동통
폐결핵(중증) – 호흡곤란, 전신쇠약, 기침, 가래, 구내염
임파종 – 입안궤양(전이)으로 통증 심함
전신 홍반성 낭창 – 두통, 구토, 설사, 우울증

※암 자료를 찾다가 제가 필요해서 정리한 내용입니다. 병동에서 환자들의 상태를 기록한 것인데 같은 암이라 하더라도 통증이 다르다는 걸 알 수 있습니다.

2. 아버지의 호전반응

글쓴이 | 정화
날 짜 | 2005. 04. 15

아버지께서 이틀 전부터 몸이 불편하셨던 모양입니다.
하루도 거르지 않고 전화를 드리면서 상태를 체크하는데 별 말씀 없으셔서 몰랐거든요.
삼일째인 오늘은 당신도 불안했던지 상태를 얘기하시네요.
한마디로 뭐라고 표현을 못하게 힘들다 하시면서 처음 시작은 기분이 가라앉는 것부터 시작했는데 나중에는 기운이 하나도 없고 누워도, 서도, 걸어도, 앉아도 편하지 않다고 힘없이 말씀하셨습니다. 호전 반응이라고 짐작은 하면서도 혹시 암이 악화되어 통증이 시작되는 건 아닌지... 제가 직접 아버지를 뵙지 않으니 마음이 더 답답하더군요.
아버지는 아픈 상태가 그저 표현이 안 된다고 말씀하시고 저는 아버지를 볼 수 없으니 애가 타고... 인터넷과 전화만 불이 났지요.
오후 무렵 다시 전화해서 상황을 물으니 조금 괜찮아진 것 같다고 하시길래 혹시 진땀이나 식은땀이 나지 않았냐고 물었더니 오늘 오전에 그랬다

고 하더군요.

그제서야 호전 반응이였음을 확신했습니다. 제가 그랬거든요. 처음 호전 반응이 왔을때 뭐라 표현하기 힘든 몸살하고는 다른... 누웠다 앉았다 안절부절... 온 뼈마디와 살이 예민하게 곤두섰다 해야 할지... 밤새도록 끙끙~ 소리내며 잠 한숨 못잤던 기억... 하여튼 지금도 표현하기 어렵네요. 하루 반을 그렇게 심하게 앓고는 땀을 흠뻑 흘린 후 산뜻하게 일어났거든요.

지금도 다른 호전 반응이 종종 오는데 그때마다 꼭 땀을 흘린 후 낫더라구요.

땀을 흘렸다는 말을 듣고 마음이 많이 편해졌지만 혹시나 암 통증일 수도 있지 않을까 하는 걱정이 마음 한 구석에 있었는데 오늘 보우님과 대화하면서 암 완치사례를 들으니 그런 걱정이 싹~가시면서 힘이 나네요. 다른 가족(회원... 보우님은 가족이라는 단어가 회원보다 더 좋다고 하시네요)분들도 힘내시구요. 야채스프 믿고 끝까지 음용해서 암을 이겨내셨으면 좋겠습니다.

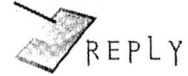REPLY

리플 ❶ : 저희 아빠도 내일 아침부터 드시려고 지금 끓이고 있습니다... 아직 기력이 없으셔서 퇴원은 보류 중인데 야채스프는 찾으시네요...

리플 ❷ : 저의 아버지께서도 비슷한 반응을 보이시네요. 지금은 호전 반응이라고 믿고 더 열심히 하려고 합니다. 정화님도 힘내시구요 아버님의 호전 반응 변화 종종 알려주세요.

리플 ❸ : 일단 식은땀으로 그치면 괜찮은데, 약간 호흡곤란이나 현기증이 있으시다면 병원가서 간단한 피검사라도 한번 해보세요. 저는 패혈증으로 어머니를 보냈지만 여러분들은 그런 실수를 하지 않으시길 바랍니다.

3. 제가 경험한 것

글쓴이 | 행복만점
날 짜 | 2005. 04. 16

전 32살의 4살된 딸이있는 건강한 엄마구요

저에게 있어서 질병이라면 애기낳고 생긴 산후갑상선염으로 1년 넘게 꾸준히 약을 먹고, 운동을 꾸준히 했더니 정상으로 돌아왔습니다.

일단 건강한 사람은 6개월만 먹어도 된다고 해서 시도 해본 거구요

지금 한달째 복용중입니다 남편과....

남편의 경우 한 일주일정도 방귀가 엄청나왔고 냄새 또한 죽음이었죠.

그렇게 식욕이 땡기고 배가 고팠다고 합니다.

피곤함을 많이 탔는데 요즘 아침에 일어나도 피곤치 않다고 하네요

근데 가끔씩 눈이 빠질것 같고 피곤한경우도 있답니다.

저의 경우는 순서대로

1. 방귀 / 2. 돌아서면 배가 고픔 / 3. 어지러움 / 4. 복부 팽만

이것이 차례대로 오더니 한달쯤 되니깐 온 뼈마디가 쑤시고 한기가 들며 감기 몸살걸린 것처럼 밤새 끙끙 댔답니다. 열은 안 났고요. 생리를 했는데 어혈 같은 게 평소보다 참 많이 나왔던 것 같아요 진통도 심했고...

제가 회사에 다니는데 낮에는 힘도 의욕도 없어 일을 못했고 저녁에 집에 가면 몸살 같은 증상이 생겼어요. 딱 3일 그러고 나서 그 다음날 아침 몸이 개운했는데 그 다음날 또 피곤하더라구요.

일단 전 이게 호전 반응이라고 보고 꾸준히 열심히 복용하렵니다.

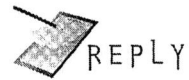

리플 ❶ : 전형적인 호전 반응 맞네요. 눈이 빠질 것 같은 것만 빼고는 저는 주기적으로 행복만점님과 같은 증상을 겪는답니다. 아~ 방귀는 처음에만 심하더니 요즘은 사라졌어요. 그러나 좋지 않은 음식(육류...)을 먹은 다음날은 방귀가 다시... 주기적으로 겪지만 그 주기가 조금씩 늦춰지는 걸 보면 제 몸이 좋아지나봐요.

행복만점 : 어제 피자를 먹었는데 먹고나서 또 방귀가 많이 나오더라구요. 그래서 제가 생각한 결과 육류나 기름기 많은 것 먹으면 방귀가 많이 나오고 즉 안 좋은 것 같아요.

4. 저희 가족이 경험한 반응들...

글쓴이 | Sarah
날　짜 | 2005. 04. 16

늘 좋은 정보만 얻어가다가 오늘은 저희 가족이 경험한 반응들을 적어봅니다.

혹시나 다른 분들께도 도움이 될까 해서요.

우선 저희 아버지, 엄마, 그리고 저도 같이 야채스프와 현미차를 마시고 있습니다.

먼저 아버지는 폐암으로 투병중이시구요. 야채스프 소변요법을 같이 해서 12월부터 복용하셨습니다. 3월까지는 하루에 세번씩 드렸구요. 4월달은 세번은 소변요법과 같이 그리고 두번은 야채스프만 200cc씩 드십니다. 아버지께서는 드시고 바로 온 몸에 두드러기가 났구요. 한달 정도 방귀가 심하게 나왔어요. 기침도 많이 했습니다. 가래 양도 많았구요. 그리고 식은 땀을 많이 흘리셨어요. 요즘은 가슴에 통증이 있다 하시고 온 몸이 피곤하다고 하세요. 그리고 굉장히 허기가 져서 기운이 없다고도 하셨습니다. 저희 아버지는 앞쪽에 머리가 없어서 대머리였는데 요즘에 앞쪽에 머리가 새로 나오고 있어요.

엄마는 특별한 병이 있으신 것은 아니었지만 전체적으로 많이 약하신 분이십니다. 야채스프 드시고 방귀가 많이 나온다고 하고, 두드러기가 조금 있으셨어요. 엄마는 주로 온 몸이 나른하고 몸살기가 있는 것처럼 힘들다고 하셨어요. 그래서 한 3-4일은 아프고 한 2일은 괜찮다고 하시고... 드시다가 호전 반응이 아주 심하게 온 적이 있었는데, 그 때는 가슴에서부터 목까지 조이는듯이 굉장히 심한 통증이 있었어요. 그래서 이틀 동안 침대에만 누워계셨지요. 또 관절이 별로 안 좋은데, 처음에는 무릎에서 시작해서 온 몸을 돌아가며 마디마디 아프셨어요. 식은땀도 많이 흘리시구요. 장이 안 좋으셔서 10년 넘게 배에 늘 가스가 찬다고 하시며 약을 드셨는데 지금은 가스 차시는 것도 없다고 편안해하시고, 몸이 한결 가볍다고 하시네요.

저도 12월부터 복용했는데 처음에는 150cc정도 마시다가 요즘은 200cc를 꼬박 먹습니다. 전 다른 증상들은 특별히 없었구요. 온 몸이 나른하고 피곤을 많이 느꼈습니다. 가슴이 콕콕 쑤시듯이 잠깐 아팠구요. 아침에 일어나면 약간 손발이 붓는 듯한 느낌도 있었어요. 그리고 저는 체중이 줄고 살이 많이 빠졌습니다.

오늘은 아버지께서 가장 힘드신 날이었어요. 통증이 너무 심하시다고 하시네요. 야채스프때문에 호전 반응일거라 말씀드리고 나을시려고 아픈신 것 같다고 말씀드렸습니다. 가족들은 이럴때 가장 힘든 것 같아요. 호전 반응인지 아니면 병의 진행에 따른 건지... 모두들 힘내서 이 어려운 고비 잘 감당했으면 좋겠네요.

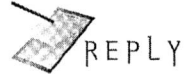

리플 ❶ : 환자가 호전반응 겪을때 불안합니다. 상태악화일까 싶어서지요. 이럴 때 하나님이 호전 반응이라고 말해준다면 얼마나 좋겠습니까? 호전반응이다 생각하면서도 매번 불안해하며 고민하느라 힘드실텐데 잘 견뎌내고 계시네요. 힘내세요. 저도 허약체질인데 어머님하고 비슷한 호전반응 겪고 있습니다.

리플 ❷ : 명현 반응(호전 반응)은 병이 악화되는 현상과 분명 다르게 진행되지만 처음 접하는 사람들은 대다수 오해합니다... 예전 대학교 시절에 생식을 한 적이 있는데, 생식도 이 요법 만큼 대단했어요... 한날은 온몸에 수백, 아니 수천 군데로 고름 같은것이 흘러나왔어요. 이게 명현 반응 이었는데, 의대 다니는 친구들 난리가 났습니다. 60년대에 사라진 전염병이라고, 격리해야 한다고... 그러고나서 몸은 아주 맑고 건강하게 되었죠. 하지만 고름이 흐른 자리는 가까이서 보면 흉이 남아있어요... 명현 반응중 가장 알기쉬운 건, 몸이 맑아진다는것입니다. 그리고 마음이 편해지고... 무엇보다 자신의 내면에 귀을 기울이도록하세요.

리플 ❸ : 좋은 말입니다. 자신의 내면에 귀를 귀울이라 근데 어려워요

5. 아빠가 구토증세를...

글쓴이 | 어머나
날 짜 | 2005. 04. 20

몸이 많이 좋아져서 야채스프를 다시 시작하셨는데 5일 정도 드시고는 천식이 심해지고 야채스프 생각만 해도 토가 나온다고 하시네요.

야채스프를 처음 시작하실 때는 별 반응 없이 잘 드시고 그러셨는데 이번에 다시 시작하니 이래저래 많이 힘들어하시네요.

계속 드셨으면 좋겠는데 많이 약해지신 몸이 이제 좀 회복되려고 하는데 걱정이에요.

기침, 가래, 구토... 계속 드셔야 할까요? 아님 좀 쉬셨다 다시 시작을 해야 할까요.

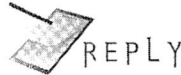REPLY

리플 ❶ : 야채스프 마시고 토하신다는 OO님의 어머니 경우처럼 스프의 양을 줄여서 드시면 어떨까 싶네요. 적응한 후 조금씩 양을 늘리면 될 것 같습니다. 몸이 많이 허약해지셔서 한꺼번에 많은 양을 소화해내지 못할 수도 있으니까요. 예전처럼 빨리 건강을 회복하셨으면 하는 바람입니다.

리플 ❷ : 기침나시면 무기침약 꼭 만들어 드리세요.

6. 수술부위가 따끔거리신다는데...

글쓴이 | 미워요
날 짜 | 2005. 04. 16

여기저기 찾아보니 명현 현상이라는 분들이 더 많은 것 같은데...
담도암이시거든요..
말기라서 수술은 못하시구 야채스프와 요로법 그리고 현미차 요법 하고 있는데요.
한 열흘 되셨는데요 배가 따끔거리시다구 하네요.
명현 현상이면 좋겠는데
오늘은 메스꺼움과 어지럼증까지 있다고 하셔서...
정말 명현 현상일까요?
알고 계신 분들... 저희에게 희망을 주세요.

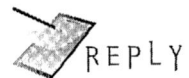

리플 ❶ : 따끔거린다는 반응을 호소하는 분들이 몇분 있었던 것으로 기억합니다. 저는 환자는 아니지만 며칠 전 아주 잠깐 왼쪽 갈비살 바로 아래가 따끔따끔 하더군요. 메스꺼움과 어지럼증은 많이 겪는 호전 반응이고 따끔거리는 것 또한 저처럼 환자가 아닌 사람도 겪는거니까 걱정하지 않아도 될 듯 합니다.

미워요 : 세심한 답변 감사드려요~ 00님 너무 좋아요. 너무 큰힘이 된답니다.

리플 ❷ : 저희 아빠께서도 야채스프 드실때 수술부위가 아프다고도 하셨고 피도 나왔어요. 처음 드시고 며칠 지나서요...

리플 ❸ : 명현 반응중 하나인데요. 심한경우 전기쇼크 처럼 혹은 벌에 쏘인것 처럼 따끔 합니다. 기가 통하는 과정입니다.

리플 ❹ : 저희 어머님도 암이 전이된 복막쪽에서 가끔 따끔거린다고 하셨는데 다행이네요.

7. 한 달 복용 하셨는데, 일시적으로 종양이 커질수도 있나요?

글쓴이 | 감풍
날 짜 | 2005. 04. 22

다들 잘 하시고 계시죠?
저희 어머니께서 어제 결과가 나왔습니다.
3월 16일에 간에서 폐로 전이 받고, 한 달 좀 넘었네요.
그런데, 혈액검사는 정상이고, 뼈검사를 처음 했는데, 다행히도 괜찮으시다고... 그러나 암덩어리(3개)가 더 많이 커져 있더라구요.
저희 어머니는 야채스프와 (소변요법 병행) 현미차...(공복에 3번 야채스프, 20분후에 현미차를 드시고 수시로 물대신 야채스프를 드심... 현미차는 하루에 3번만 드심)를 드시고 녹즙을 2번 드셨습니다(본인이 녹즙 드시기를 원하셔서 그냥 드시게 했었음). 그런데, 오늘부터 드시지 말라고 했습니다. 그럼 녹즙이 야채스프의 효력을 저하시키나요? 왜 안 좋은지는 이유가(여러번 녹즙에 대해 올라 왔었는데, 이유는 정확히 안 나와있어서... 제가 여러 글을 읽어보고 확인을 해야하는데... 죄송해요.) 아니, 못 찾겠네요.

아무튼 이제 야채 스프만 꾸준히 하려고 합니다. 그런데... 일시적으로 암이 커질수도 있나요? 그럴거라고 생각을 하면서도 겁이 나네요. 경험 하신 분들 계시면 말씀 좀 해 주세요. 이렇게 커졌다가 좋아지신 분들도 계시나요? 이제 한달 했으니 꾸준히 열심히 하면 좋아지겠죠?
어제 OO님 다시 한번 감사 드립니다. 언제나 도움만 받네요. 저도 열심히 해서 다른 분들께 도움을 줄 수 있도록 노력하겠습니다.

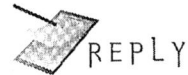REPLY

리플 ❶ : 야채스프는 오래전부터 행해지던 대체요법입니다. 야채스프를 오랫동안 복용하신 분들이나 야채스프 덕분에 병세가 호전되신 분... 아님 악화되신 분들이 많을 텐데 답글을 올려주시는 것에 인색합니다. 다른 병도 그렇겠지만 암이라는 병은 시간을 다투고 조금만 방심해도 잘못되는 무서운 병이기에 환우나 그 가족들은 하루하루가 피를 말리는 싸움을 하고 있습니다. 아주 짧은 한줄이라도 경험담을 올려주신다면 많은 용기와 위로가 될텐데... 야채스프 장기 복용하고 계신 분들은 다들 어디에 계신가요? 저는 이제 야채스프 복용 3개월이 조금 넘었을 뿐입니다. 아는것도 없고 경험이 길지 않음에도 불구하고 글을 올리는 것은 암환자가 있는 가족들 심정이 너무나 절박하다는 것을 알기 때문입니다. 제발 오랫동안 복용하신 선배님들 답글 좀 많이 올려주세요. 감풍님... 원하는 답글이 아닌데 길게 올려서 죄송합니다. 그리고 조금 더 커졌다는 종양... 마음이 불안하시겠지만 더 지켜보면서 믿음으로 복용해보면 어떨까요?
감풍 : 아닙니다. 제 마음을 헤아려 주시니 그것만으로도 위안이 됩니다. 감사합니다.

리플 ❷ : 야채스프를 꾸준히 복용한다고 해서 종양이 안 커진다는 보장은 없는 것같습니다. 저희 아빠도 수술 후 하루도 빠짐없이 꾸준히 드셨지만 간으로 전이됐고 복막으로 퍼지고 암세포들이 손쓸 수 없을만큼 커지셨으니까요. 그래도 포기하는 것보다는 희망을 가지고 믿음을 가지고 복용하다보면 좋은 날이 오지 않을까요? 야채스프 먹고 일시적으로 좋아졌다고 방심한다거나 혹은 또 안좋아졌다고 포기한다거나 하지 않고 하루하루 상태를 주시하면서 끝까지 포기하지 않는 게 가장 중요한 것같아요. 힘내세요~

감풍 : 네~ 00님도 마음이 마음이 아니시겠군요. 우리 희망을 가져요. 전 꼭 좋아지실 거라 믿습니다. 화이팅!

리플 ❸ : 00님의 아버님은 야채스프와 함께 어떤 음식들을 드셨는지 궁금합니다. 답변 올려주시면 고맙겠고 지금처럼 씩씩하게 하시다보면 좋은 일도 생기리라 생각해요.

리플 ❹ : 야채스프를 시작하면 처음에는 좋아지는 거 같지만 조금 지나면 의심가는 것이 많아지지요. 몸은 야위고 아픈 데는 늘어나고 등등... 우직하게 가는데까지 가는 용기가 필요한데 그런 분 많지 않더군요. 운명이다 생각될 때 많아요. 그러니 야채스프로 기적을 맛보고도 말을 않게 되는거라구요. 이것저것 좋다는 것 다 섞기 일쑤죠.

리플 ❺ : 00님의 글이 우리들한테는 큰 용기가 됩니다. 제 아버지 경우 다른건 다 좋아지는데 몸무게가 많이 줄었습니다. 음식을 가려먹고 소변과 야채스프, 밥따로 물따로 요법이 살을 빠지게 한다는걸 알지만 그래도 불안한 맘 어쩔 수 없습니다. 혹시 말기라서 살이 빠지는 건 아닌지... 통증만 없을 뿐 결국 잘못되고 있는지 그러나 베르나르도님의 글을 읽고 우직하게 가던 길을 계속 가야함을 다시 느낍니다. 바쁘시겠지만 자주 들러서 글을 남겨주시면 고맙겠습니다. 어쩌면 병원에서 손을 놓은 환자이기에 오로지 이 길밖에 없음이 현재 아버지를 살리는 요건인지도 모르겠습니다. 00님 말씀처럼 용기를 가지고 우직하게 갈 겁니다.

리플 ❻ : 어머님을 보낸 제 의견으로는 야채스프와 현미차는 합병증만 조심하면 충분히 암과의 싸움에 승산이 있다는겁니다. 단기간에 암환자를 치명적인 죽음으로 몰아가는 합병증에는 야채스프도 어쩔 수 없는 거 같구요. 일단 잘 드시고 체중이 줄지 않더라도 병원가서 간단한 피검사는 정기적으로 받으시길 바랍니다. 패혈증... 조심하세요. 그리고 여러분들은 승리하시길 바랍니다.

감풍 : 예. 00님... 저희 어머니는 다행이 아직 다른 증상이 없으므로, (폐 전이도 정기검진에

서 알았음)앞으로 꾸준히 지금처럼만 하시면 좋은 결과 보리라 믿습니다... 말씀 정말 감사 드립니다.

리플 ❼ : OO님... 어머니 여의고 힘드실텐데 힘이 되는 글 주셔서 감사합니다. 어머니께서는 합병증으로 가셨지만 종종 카페에 글 남겨주시면 아직 투병중인 저같은 환자 가족들에게 많은 힘이 될 것입니다.

8. 치열증세도 야채스프랑 상관이 있는걸까요?

글쓴이 | 남남
날 짜 | 2005. 04. 21

야채스프를 먹은지 꼭 한달이 지났네요.

전 특별히 아픈 곳이 없기에 평소 건강하다고 생각했는데 야채스프를 먹고 2주간 속이 울렁울렁거리더라구요.

그러더니 평소에 한번씩 왼쪽 겨드랑이 부분이 콕콕 아픈증세가 있었는데 그 증세가 신기하게 없어졌어요.

그런데 지금은 말못할 고민거리가 생겼어요.

야채스프 복용후 몇주간 지독한 방귀냄새가 나고, 변 양이 평소 2배씩이나 많아지더니 항문이 찢어져 치열이 생겼어요.(야채스프를 먹기 전에도 변비는 아니지만 치열 증세가 가끔씩 있었지만 이렇게까지 심하진 않았거든요)

그런데 지금은 평소에도 항문이 아프고, 변의가 느껴지면 벌써 겁이 나기 시작해요.

야채스프 복용 초기에 내가 놀랄정도로 변이 굵기에(정말 변기 막히는 줄 알았다는...) 깜짝 놀랐는데 몇주가 지난 지금에는 치열때문인지 변이 너무 가늘고, 처음 변이 나오기까지 찢어지는 고통이 너무 심한데..., 이게 야채스프 호전 현상인지, 아님 야채스프랑 상관없어서 병원에 가서 치열 수술을 받아야 하는 건지 잘 모르겠네요.

아시는 분 있으면 꼭 좀 답변부탁드릴께요.

저 한테는 정말 심각한 문제라서...

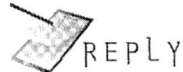

리플 ❶ : 야채스프는 예전에 아팠던 부위가 다시 아파오는 호전 반응이 있습니다. 자신은 잊었지만 몸은 기억하고 있어서 통증을 때 생각해보면 '아~ 그때 그렇게 해서 아팠었지' 기억이 나곤 합니다. 치열이 도진것은 자주 변을 보기 때문에 그럴수도 있고 예전에 앓았기 때문에 호전 반응으로 올 수도 있습니다. 저자는 치질이 있을 때 따뜻한 물로 좌욕하고 싸구려 핸드크림이라도 잘 발라놓으면 낫는다고 했고 실제로 제 아버지께서 변을 자주 보시면서 치핵이 왔었는데 좌욕 후 치질연고를 발랐더니 며칠만에 나으셨습니다. 치열은 치핵과 약간 성질이 다르겠지만 같은 치질이니까 위 방법을 사용해보십시오. 효과있을 겁니다. 아... 한가지 더 빠른 방법은 위 방법과 더불어 항상 따뜻한 곳에 앉는게 좋습니다. 집에 혹시 전기 방석이 있거나 배를 따뜻하게 하는 복대 아니면 전기장판이라도 좋으니 앉아있을때는 항상 항문을 따뜻하게 유지하세요. 빠른 쾌유를 빕니다.

리플 ❷ : 저도 야채스프 첨 먹을때 변이 엄청 나왔거든요. 남편도... 한달정도 지나니 변이 그리 많이 나오지않고 저도 치열이 생겼어요. 예전에 있었지만 남편도 요즘 변이 작게 나온다고 안 좋아하더라구요.

남냠 : 지금도 변 볼 때마다 아프고 힘이 드네요. 좌욕을 매일 2번씩 해서인지 게시판에 글 올릴 때보담은 수월하지만 앞으로도 계속 이래야 하는지 사실 고민이예요. 치열이 만성화되면 수술밖에는 방법이 없다는데 고민입니다. 수술 밖에 방법이 없는지.... 정말 울고 싶네요.

리플 ❸ : 남냠님. 힘드시겠어요.(참고하세요 - 급성치열: 섬유소 복용과 좌욕 등으로 약 30%에서는 완치가 되나 나머지 70%의 경우, 적절한 치료에도 불구하고 결국 만성 치열로 진행됩니다. 만성치열: 수술 이외의 방법으로 완치될 수는 없으며, 내괄약근 부분 절단술로 약 95%에서 완치가 된다고 보고되고 있습니다.)

냠냠 : 모두들 감사합니다. 지금은 변 양이 보통으로 돌아왔구요, 숙변이 나와서인지 1kg이 빠졌네요. 야채스프를 먹은 후 매일 변 보고 있고, 단단하지 않아서 인지 지금은 좀 수월해졌지만 또 재발할까 봐 좌욕 꾸준히 하려고 노력해요. 고민을 함께 나눠주셔서 감사합니다. 늘 좋은 하루되시길...

9. 야채스프 삼일째 식구들의 반응

글쓴이 | oldgirl
날 짜 | 2005. 04. 22

제가 야채스프를 올바르게 만들었는지 확실히는 모르겠지만, 그리고 제가 민감하고, 오버하는 건지는 모르겠지만...

삼일째 인데, 전 거의 물 대용으로 공복시에 복용했더니, 오늘은 관절이 조금씩 저리구요, 편도, 눈두덩,기침, 목뒷덜미, 어깨죽지, 배, 방귀, 전에 아팠던 곳이 모두 반응이 옵니다. 마치 감기 몸살 증상이에요. 시어머니는 아무 증상이 없어요(10일전에 위암수술받았고 소화제와 일단은 병행). 아이들 아빤 아침 저녁으로 두번 먹고, 큰애는 첫날 180cc먹은 후엔 거의 입만 대다시피 해요. 어거지로... 그런데 나처럼 기침도 심하고, 밥도 안먹고... 아이들은 어느 정도가 좋은지요? 먹이기 정말 힘들어요. 전 이제 구수하던데...?

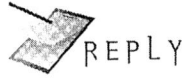

리플 ❶ : 구수함을 느낀다면 일단 성공이네요. 호전 반응은 시간과 때, 장소를 가리지 않고 오는것이고 제 소견상으로는 호전 반응이 빠르게 격렬하게 올 수록 몸이 허약해져

있었고 각종 공해에 젖어 있었다는 증거라고 생각합니다.아이들은 나름이겠지요. 제 경우는 첨부터 어른 수준(180cc)으로 하루 세번 먹였는데 괜찮네요. 환절기에 감기 한번 앓지 않고 하루에 학원 3-4개를 왔다갔다 해도 몸살 한 번 앓지 않을 정도로 튼튼해졌어요. 작은 애 (만9세) 경우는 저처럼 허약했는데 가끔 힘이 없다고는 말하지만 앓아 눕지는 않아요. 아이들도 먹는걸 힘들어하지 않는다면 어른 수준으로 복용해도 전혀 부작용이 없다는 것이 제 경험입니다.

10. 명현 반응은 잘 모르겠구요.

글쓴이 | Genie(램프의요정)
날 짜 | 2005. 04. 22

저희 아버지 폐암4기에 간으로 전이된 상태이셨습니다.
불과 3주전의 일이고 오늘 항암 2차 하셨습니다.
항암 1차하고 며칠있다 이곳에서 만든 야채스프 구매해서 드시게했습니다. 현미차는 집에서 만들구요.
처음엔 안 드실려고 하더니 지금은 그런대로 잘 챙겨드시는 편입니다.
녹즙도 드시구요. 가끔씩 상황버섯도 드십니다.
손끝이 저리다고 하셨는데 야채스프 먹기전에도 이런 증상이 있어서 대수롭지 않게 여겼구요. 화장실에 자주 가시는것 같았고... 근데 한 주일 이상드시고 식욕이 많이 느셨어요..
처음엔 입맛이 없다하셨는데 갈수록 많이 드시는것 같았어요..소화도 잘 된다 하셨구요.
항암 1차후 2주 뒤에 검사하러 갔는데 저희는 다른 데로 전이만 안 됐으면 좋겠다 생각했거든요..다행히 전이된 곳은 없었고 암세포도 아주 약간 작아졌다 하네요.

정말 다행이죠.

그래서 계속 지금 하던대로 추진하려고 합니다.

이 암덩어리가 점점 더 작아져서 수술할 수 있을 정도만 되어도 좋겠습니다.

너무 욕심인가요.

오늘 항암 2차 하시고 계속 잠만 주무시네요.

또 며칠간은 힘들어하시겠죠.

빨리 건강해지셨으면...

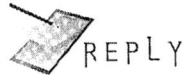REPLY

리플 ❶ : 제가 위가 굉장히 약합니다. 야채스프를 먹으면서 차츰 튼튼해져 하루 두끼 소량먹던 것에서 세끼 다 먹어도 편합니다. 암 환자는 식사만 잘 해도 반은 낫습니다. 대부분의 암환자가 영양실조로 사망한다는 글을 읽었는데 요정님 아버님께서 식사를 잘 하신다니 좋아지시리라 믿습니다. 힘내세요!

리플 ❷ : 중환자일수록 넘어야 하는 고비고비가 있습니다. 좋아지는가 하면 어느새 악화되는것 같고 효과가 없는것 같기도 하고 의사의 말만 따라가다보면 점점더 혼돈만 생기지요. 병은 본인이 이기는 것입니다. 의사나 약이나 어떤 것도 약간의 도움 이상일 수 없습니다. 쾌유를 빕니다. 암은 자신이 만든 자기 세포의 일종입니다. 당연히 잘라낸다고 해결되는 게 아니죠. 제 선친도 암수술 받고 명을 재촉했습니다. 야채스프 드시면 그날부터 암세포는 줄어들지요. 인내가지고 꾸준히 복용하면 완치되는데 성급해서 실패하는 분들 보면 안타까울 뿐입니다.

11. 소화불량과 복부팽만감

글쓴이 | 준이 맘
날 짜 | 2005. 04. 25

저의 엄마 케이스입니다.

대장암이 재발하셔서 임파절을 타고 전체에 전이된 상태십니다.

항암 치료는 거부하시고 현재 14일 째 소변요법, 야채스프 요법과 현미차 요법 하고 있습니다.

처음에 심한 위통(명치 부근의 심한 통증)이 있었으나, 지금은 많이 완화되셨고, 3일째는 심한 복통으로 밤새 통증으로 괴로워 하셨으나, 지금은 그런 복통은 없어지셨습니다.

변비는 없으시고 설사도 심하지 않으시고....

다만 계속되는 소화불량감과 복부팽만감으로 야채스프와 현미차만 드셔도 배가 불러 식사량이 아주 적습니다.

그리고 두세달 전부터 잔기침(암이 전이되면서 나온 현상이었는데, 그저 감기가 오래 간다고만 생각했었음)이 계속 나오고 있는데 야채스프를 드신 후 좀 잦아드는 것 같더니 어제부터는 다시 기침이 좀 심해지시고 오늘은 기침할 때 가래가 나오옵니다.

엄마께는 호전반응이니까 좋게 생각하시라고 안심을 시켜드리고 있는데...

식사량이 적어 혹시 영양실조가 오지 않을까 하는 걱정도 되고...

소화제를 드시게 해도 되는지...

기침에는 꿀과 무우로 만든 걸 드시게 해야 하는지...

그럴 때는 야채스프나 현미차를 중단하고 해야 되는지...

체험하신 분으로서 아시는 분 답변 부탁드립니다.

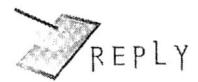
REPLY

리플 ❶ : 복부팽만감이란 야채스프와 현미차를 드신 후만 그런가요? 아니면 지속적으로 배가 불러있는 상태이신가요? 만약 지속적으로 배가 불러있다면 복수 때문일 수도 있겠습니다. 그러나 야채스프를 마시고 난 직후만 그렇다면 곧 좋아질겁니다. 호전반응은 짧게 왔다가기도 하지만 상태에 따라서 오래 지속되기도 합니다.

리플 ❷ : 복부팽만감은 가스가 차 있을 때도 나타납니다. 원인에 따라서 처방도 달라져야 되겠죠. 만일 가스가 찬 거라면 은단을 드려보세요.

리플 ❸ : 기침은 저자가 말한 기침 멈추는 약(꿀+무)이 암환자에게 꿀이 좋지 않다고 해서 무와 배를 내려서 드신 후 좋아졌다는 회원님이 있었습니다. 만약 꿀을 넣을 시에는 일반 설탕이나 다른 성분이 섞이지 않은 진짜 꿀을 사용하면 되겠지요. 하루 빨리 호전반응 이겨내시고 완쾌되시기를 바랍니다.

준이 맘 : OO님, OO님 답변 감사합니다. 야채스프는 식사전, 현미차는 식사후에 드시는데 식사하시고 배가 불러 현미차 드시기를 힘들어 하십니다. 지속적이기 보다는 야채스프와 현미차를 드신 후에 좀 더 심하다고 볼 수 있습니다. 가스가 찬 것 같지는 않습니다. 기침약(무우+꿀)을 드실 때는 야채스프를 드시면 안되는지.

리플 ❹ : 저희 아빠께서도 기침을 심하게 하실때 기침약(무+꿀)만들어 드시고는 좋아지셨었습니다. 배가 불러서 잘 못드실 때는 배의 모양을 잘 살펴보시고 복수인지 아닌지 꼭 확인해 보셔야 합니다. 복수차는 걸 모르고 그냥 방치하면 나중에 더 힘들어질 수 있거든요. 그리고 저희 아빤 기침약 드시면서 야채스프도 드셨습니다.

12. 복부팽만하면 입맛이 없어야 하는데 입맛이 더 좋아져요.

글쓴이 | | oldgirl
날 짜 | 2005. 04. 27

방귀가 자주 나와서 출근하면 실수할까 걱정이 많이 돼요. 그래도 아이들과 생활하는 곳이라 덜 민망한데, 너무 자주 나와 걱정이에요. 배는 더부룩해서 마치 살이 찐 듯한 느낌이에요. 야채스프 먹으면 살이 빠진다던데 전 찔 것같아 걱정입니다. 복부팽만해서 그런 느낌이 드는지 졸음도 심하고, 우리 아이들 아빠는 아무 반응이 없어서 걱정입니다.

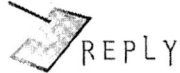REPLY

리플 ❶ : 복부팽만은 오래가지 않으니 잘 견디시구요. 남편 분은 평소 건강하셨나보네요. 제 큰아들과 남편도 크게 호전 반응 없이 지납니다. 다만 남편은 한 열흘동안 머리가 깨지듯이 아프다고 호소했고 큰 아이도 가끔 머리가 아픈 걸로 호전 반응 오네요. 식구들 중 호전반응을 요란하게 주기적으로 겪는 건 저 하나랍니다. 졸음은 한동안 지속되는 호전반응이더군요. 하루종일 잠만 잔 날도 여러날 있습니다. 지금도 주기적으로 오는 호전 반응 중 하나구요. 직장 생활 하시니까 졸음이 올 때 못자는것이 제일 힘들 것 같네요. 살은 제 경우 아무리 잘 먹어도 원래보다 더 찌지는 않아요. 반응없다고 효과없는 것 아니니 걱정마세요.

리플 ❷ : 저랑 증상이 똑같네요. 야채스프 먹고 살이 한 3킬로 쪘어요. 억제할수 없는 왕성한 식욕...

리플 ❸ : 저두 증상이 같네요. 혹시 체격이 좀 있으신 분들이신지... (제가 그러함) 전 코 속도 많이 건조해지는 느낌인데, 괜찮으십니까? 저도 뱃살이 찐듯 항상 더부룩하고, 직장 생활을 하는데, 많이 졸립니다.

13. 명현 반응 맞나요?

글쓴이 | 깜찍한 천사
날   짜 | 2005. 04. 28

저희 엄마는 야채스프 드신지 2달째 접어들고 있습니다.
처음에는 얼굴을 포함한 몸 전체가 간지러우시다고 그러셨는데요
지금은 그 증세는 많이 없어지고 배쪽만 간지럽다고 합니다.
그런데요. 얼굴과 머리가(항암치료를 받으셔서 머리카락이 없습니다.) 허물벗는 것 같다고 하네요. 때밀리듯이 그렇게 벗겨진다고 합니다.
이거 명현 반응 맞나요?

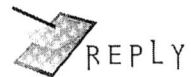

리플 ❶ : 네 명현 반응입니다... 기(氣)가 통할 때 나타나는 현상입니다. 스님들 처음 명상하면 얼굴이고 배고 개미가 기어다니는것처럼 가렵다고 하지요. 그게 기운이 충만되어 나타나는 현상입니다. 그리고 밀가루처럼 피부가 벗겨나가는 것도 명상 중에 나타나는 명현 반응입니다.

14. 확실한 명현 반응이라 생각되옵니다. 님들의 의견을 듣고싶습니다.

글쓴이 | 근생근사
날 짜 | 2005. 04. 30

출장 중이라 여러분들과 정보를 공유해야하는데 출장을 가서 지금에서야 글을 올립니다

58세 / 여 / 폐암 4기/항암,방사선 치료 전혀받지않음 / 2005월 2월판정 / 야채스프복용 21일째 복용.

저희 어머님이 아프시죠 21일째 야채스프 소변요법을 하고 있습니다. 야채스프는 용량대로 정확하게 복용하고 있습니다. 복용전의 환자 상태는 우측어깨, 팔전체에 극통이 있었습니다. 제일 힘든 부분이죠 24시간 통증이 있으니(어머님은 양방은 전혀 믿지를 않아서 잠을 못주무셔도 진통제는 안드셨습니다) 야채스프 복용 전은 계속 이와 같은 상태였습니다 복용 후 7일부터 나타나더군요

1. 온몸의 가려움증
2. 우측어깨의 통증이 변함(변했다는것은 통증의 느낌이 틀리다는 것입니다. 오히려 통증의 강도는 훨씬 세어지고 안드셨던 진통제를 매일 드셨습니다. 엄청나게 아프신 거죠. 확실한 것은 그렇게 더욱 심해져도 복용전의 통증이 아니고 말로 표현이 안되는군요. 하여튼 틀리다고 하셨습니다.)
3. 손의 피부에 볼록볼록 하게 뭐가 튀어나옴(딱딱함), 눈으로 보기에도 엄청나게 부은거 같기도 하고요, 손에 열이 많이 납니다 피를 빼면 좀 가시구요.

위의 세가지 증상이 생겼습니다. 지금 현재는 15일째 야채스프를 드시고 부터는 가려움 사라짐

어깨통증은 확실히 완화됨(사실 앉아 계시지도 못했는데 지금 옆에서 불러주시고 계십

니다.).

손은 조금 덜해졌다고 하십니다. 확실한 명현 반응이라 생각되고 있습니다.

그리고 치료의 주는 첫째로 야채스프(소변요법) / 현미차 요법 둘째로 약간의 홍삼, 셋째로 일주일에 3회의 침으로 치료를 하고있습니다 다행이 보사부에서 지원해주는 혜택을 받아서 무료로 치료를 받고 있습니다 (치료는 일주 3회의침, 반찬으로 먹은 특수물김치, spirulina, 등등)그러나 그 치료는 야채스프 복용 전부터 하고있었고 야채스프 복용 후 확실한 효과를 보고 있다고 옆에서 말씀하시는군요. 여러분들도 힘내시고 같이 건강해지도록 노력해보죠.

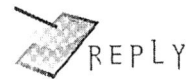

리플 ❶ : 그 통증... 말로 표현 안된다는 그말... 공감합니다. 바람님이 명현 반응의 통증은 다르다 했는데 저도 그렇고 제 아버지도 말로 표현하기 힘들다했지요.어머니께서 호전반응 잘 이겨내셔서 꼭 완쾌하실 것 같은 느낌입니다. 어머니 힘내세요!

리플 ❷ : 명현 반응입니다... 이런식으로 계속 나아가신다면 완쾌할 수 있습니다(그런 느낌이 팍 옵니다.)... 대신 어떠한 경우도 마음이 약해져서 항암 치료를 한다면 몸의 유기적 기능이 파괴되어 버립니다. 글 쓰신 분이 신념이 있고 잘 아시는 분 같습니다. 곧 좋은 소식 올라올 것 같군요.

15. 속이답답한것 그것도 명현?

글쓴이 | 행복만점
날 짜 | 2005. 05. 10

제가 가끔 새벽에 자다가 가슴이 답답해서 잠을 못잡니다.
집이 너무 더워서 그런 줄 알았는데...
그렇게 가슴이 답답하면 앉아도 일어나도 편하지 않고 창문을 확 다 열어 놔야지 속이시원합니다.
그렇게 있으면 잠이 들지요.
전 단순이 더워서인지 알았는데...
근데 어디가 안좋으면 그런 명현이 일어나는지 궁금합니다.

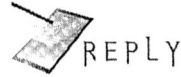REPLY

리플 ❶ : 속이 답답한 것은 야채스프 때문일 수도 있습니다. 그러나 아닐 수도 있죠. 건강한 사람이 기침을 하면 감기구나 하고 대수롭지 않게 생각하지만 환우분이 기침을 하면 병원에 가서 정밀 진단을 받는 거랑 같은 이치입니다. 똑같은 상황을 두고 마음가짐에 따라 서로 다르게 행동하기 때문입니다. 정확하게는 알 수 없으나 행복님도 야채스프 때문에 명현 반응이라 생각하지 않고 생각합니다. 일단 꾸준히 드셔보시고 결과를 조용히 기다려 보도록 하죠.

리플 ❷ : 제 아버지도 답답한 증상 때문에 밤에 깊은 잠을 못 주무신다고 합니다. 어떻게 답답하냐고 물었지요. 혹시 숨이 막히듯이 답답한가... 단순히 갑갑증인가... 아버진 시원한 물 한잔 마시면 좋을 것 같다 하십니다. 외출시엔 괜찮다 하시고 흉부갑갑증이 호전 반응 중 하나기에 호전 반응이라 생각하고 경과를 보고 있습니다.

리플 ❸ : 호전 현상 맞는것 같습니다. 저는 예전에 평소에도 상체갑갑증과 특히 머리 속이 불이 나는듯 뜨거워서 베개의 한곳을 30초도 계속 못 베곤 했거든요. 그러다 침을 맞고 하면서 조금씩 덜했는데 이번에 야채스프를 마시다가 신장 때문에 끊고 개다래와 감초를 먹으니 가슴과 뒷목덜미가 다시 불이 나는듯 합니다.

16. 추위를 타는 명현 반응도 있나요?

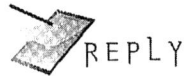
글쓴이 | 마이클
날 짜 | 2005. 05. 13

어머니께서 열은 없는데 춥다고 하시네요.
오슬오슬 춥다고... 기운도 없고...
이런 반응 겪으신 분 계신가요?

REPLY

리플 ❶ : 야채스프하면 체온이 누구나 1도 이상은 떨어진다고 합니다 그래서 춥다고 들 하죠 하지만 오히려 감기 걸리거나 하는 일도 적으며 혈액 순환은 더 잘 된다고 하는군요. 신기하죠!

리플 ❷ : 추위 많이 느껴요. 저는 요즘도 호전 반응 비슷(많이 건강해져서... 약하게 옴)하게 올때면 날씨가 더워도 춥다고 느낍니다. 춥다고 느끼는 건 야채스프를 먹고 있는 우리가족 모두가 그렇고 제 부모님들도 간혹 춥다고 말합니다. 옷을 조금 더 두둑하게 입으면 괜찮습니다.

리플 ❸ : 저도 작년보다 추위를 타서 한살 더먹어서 그러나 싶었는데요. 아하 그렇구

나. 긴팔 입어도 더운지 모르겠는데... 남들은 더운데 긴팔 입냐구요. 제가 열이 엄청 많은 사람이거든요.

리플 ❹ : 저도 한동안(약 1주일정도) 추웠어요. 피부에 닭살돋을 정도로...

17. 아직 명현 반응이...

글쓴이 | | + 아녜스 +
날 짜 | 2005. 05. 20

이상하게 아직 명현 반응이 눈에 띄게 오지 않네요.
병이 워낙 많으셔서(직장암, 당뇨, 통풍, 고혈압) 잔뜩 겁먹고 있었는데요.
잠을 많이 주무시는 것과, 전에 잠깐 발가락 간지러워 하셨던 거 말고는...
아빠가 표현을 잘 안하셔서 그런 건가...
내일 아빠 일어나시면 꼬치꼬치 귀찮게 물어봐야겠어요.
왜 없지... 왜 없을까... 이러다가 크게 올까봐 걱정도 됩니다.
명현 반응이 와도 걱정인데... 안 와도 또 고민이네요.
님들 야채스프 맛있게 드시고 계시나요?
전 항상 끓일때도 드릴때도 "좋은 약이되어 아빠 낳게 해주세요" 하며 마음으로 열심히 빈답니다.
우리 힘내자구요...
우린 모두 가족입니다.
다같이 화이팅 합시다.

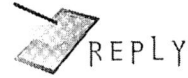

리플 ❶ : 호전 반응 늦게 오는 경우도 있습니다. 물론 안 올수도 있겠지요. 제 아버지 경우는 야채스프 복용 2달째까지는 변화가 거의 없었습니다. 병원서 진단 받을 무렵 혈변과 점액변이었던 것이 사라졌다는 것 뿐... 그러나 2달째가 지나면서 부터는 조금씩 호전 반응이 나타나기 시작, 요즘은 갑갑하다고 합니다. 호전 반응은 성격이 예민하지 않을 경우 모르고 지날수 있습니다. 내가 겪었던 호전 증상을 다른 사람에게 물어보면.. 아~ 맞다 나도 그랬어... 라고 대답하기도 합니다. 특히 남자분들이나 건강한 분들은 약하게 호전 반응 오는 경우 생각없이 지나치기도 합니다. 조금 더 지나면 호전 반응 경험하게 되실 겁니다. 그러나 그 호전 반응 만만치 않습니다. 제 아버지 경우 한번 시작된 호전 반응은 거의 2개월 동안 지속되더군요. 제가 워낙 강하게 밀고 나가기 때문에 가능한 거지 만약 믿음이 없다면 상태악화라 생각되어 그만두었을지도 모릅니다. 물론 저도 호전 반응일까? 상태 악화일까? 고민 많이 합니다.

18. 껍질이 벗겨집니다. 이것도 명현 반응인가요?

글쓴이 | 석양모래
날 짜 | 2005. 06. 15

저희 남편은 간암 환자로서 야채스프 먹은지 5일째 입니다.
야채스프와 현미차 아침에는 소변요법을 함께 병행하고있는데요.
저희 남편은 색전술 부작용으로 늑막에 물이 찼었습니다.
한 달 정도 이뇨제를 복용하며 뺐는데... 야채스프 먹기 일주일 전에 끊었습니다.
이뇨제 하루에 두번씩 복용할 때 보다 소변이 더 잘나오더군요.

그리고 이뇨제 먹으면서 전혀 입맛도 없었고 기력 또한 없었는데, 야채스프요법 시행후 밥맛도 되찾구요. 기력 또한 찾아서 이젠 아침운동으로 동네 한바퀴 돌정도로 괜찮아졌습니다.

그리고 야채스프먹기 한 3~4일전부터 계속 37.5도 정도의 열이 났었습니다.

두통약을 하루에 세번 먹으며 열을 내리곤 했는데 야채스프 먹은 후 열도 오르질 않네요... 우연의 일치일까요?

이것을 보고서 야채스프에 믿음이 한층 더해졌습니다. 어렸을 때부터 천식이 있었습니다. 가끔 몸이 안좋을땐 한번씩 그 증상이 있었는데 야채스프 먹고 난 후 기침을 며칠 하더니 지금은 괜찮아졌구요..

가끔 간 있는쪽과 가슴쪽으로 통증을 호소합니다.

지금 간을 통해 심장쪽으로 들어가는 대동맥 혈관에 암세포와 찌꺼기들이 혈관벽에 있다구 합니다.

혈관 쪽에 노폐물 같은 것이 있는데 암세포가 있을 경우가 있으므로 치료가 힘들다고 하더라구요.

그래서 야채스프를 더 열심히 복용하려고 하는데요. 야채스프 복용 후 그쪽으로 통증이 있는 것도 명현 반응일까요?

그리고 목쪽으로 습진 같은 것이 원래 있었습니다. 약을 바르면 괜찮아 지곤 했는데... 지금은 원래 있던 쪽과 없었던 반대쪽까지도 습진이 왔고 가렵다고 하더라구요. 이것 또한 명현 반응 일까요?

그리고 팔목 쪽으로 껍질이 벗겨집니다. 바깥 활동을 잘 안하는데 햇빛에 탔을 리도 없구요.

이것도 명현 반응중에 하나인가요?

그리고 오늘은 아침부터 머리가 너무 아프다더군요. 처음에는 왼쪽 귀 뒤

쪽으로 아프다고 하더니 좀 지나니 오른쪽 귀 뒤쪽으로 너무 아프다고... 물을 넘길 때도 아픈것 같다고...

자라보고 놀란 가슴 솥뚜껑 보고 놀란다구요. 환자이다 보니 조그만 증상에도 이렇게 가슴이 조마 조마 하네요... 저희 남편 이제 29살인데요... 오늘은 생일이기도 하구요. 아픈 사람이 생일은 무슨 생일이냐구... 미역국조차도 끓이지 못하게 합니다. 마음이 너무 아프네요.

열심히 야채스프 먹고 이겨내야겠어요... 내년 생일엔 미역국 끓일 수 있길 바라며...

여기 계신 모든 분들도 꼭 이겨내실 거라 믿습니다... 화이팅 입니다!!

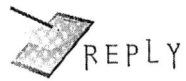
REPLY

리플 ❶ : 젊은 분이 병고를 치르시니 마음이 편하지 않군요. 종합적으로 명현 반응같습니다.

리플 ❷ : 야채스프 드시면 지금 아프거나 과거에 아팠던 곳이 더 아픈 듯 하면서 차차 나아집니다. 그런데 너무 견디기가 힘들면 하루에 세번 드시되 양을 조금 줄였다가 다시 정량을 드시는 쪽으로 하면 좋을 거 같습니다. 님 말대로 환자라서 조심스러운 게 사실이 잖아요. 주의사항 지키면서 꾸준히 하시면 좋은 결과 있을 거예요.

리플 ❸ : 호전 반응 잘 견뎌내시면 좋은 결과 있을겁니다. 환자가 아닌 사람은 호전 반응 두려워하지 않는데 환자들은 상태 악화가 아닐까 걱정하는 맘에 중단할 수 있습니다. 두려워하지 말고 꾸준히 실행해봅시다. 힘내세요.

석양모래 : 명현 반응이라고 남편에게 말해도 안 듣더니 오늘 아침에는 효과 있는것 같다고 인정하네요. 열심히 해야겠어요~ 여러분들의 격려 정말 감사합니다. 모든 분들이 건강해 질때까지 화이팅!

리플 ❹ : 명현 반응 같아요. 필요없는 각질이 벗겨져 나가는게 아닐까 싶네요. 힘냅시다. 모두 파이팅!

19. 명현증상인가요?

글쓴이 | 현명하게 살자
날　짜 | 2005. 06. 21

안녕하세요. 저는 야채스프를 3주정도 복용하고 있는 26세의 여성입니다.

처음에 먹었을때 한 4일후 쯤 온몸에 두드러기가 나고 엄청 간지러운 증상을 경험했습니다.

식중독인 줄 알았는데 여기 들어와 글을 읽고 그리고 제 증상으로 보니 명현 증상이었던 것 같습니다.

두드러기가 한 3일정도 가고 간지럼증은 이틀 정도 갔던것 같네요.

그 자국은 한 일주일 정도 갔어요. 그래서 식중독이 아니란 생각이 들었구요.

그런데 오늘 좀 걱정할 일이 생겼네요.

저는 미혼인데도 불구하고 생리불순이 정말 심했답니다.

보통처럼 생리가 멈추는 것이 아니라 생리가 멈추질 않아 고생을 많이 했지요. 병원도 가고 한약도 먹어 생리불순이 없어진 후에 야채스프를 복용했는데 6월초에 했던 생리가 다시 시작되었습니다.

한달에 두 번 하는 사람도 있다고 하던데... 생리불순이 심했던 사람이라 그런지 더 걱정이 됩니다.

이것 또한 명현 현상일까요?

배가 묵직하고 몸이 무겁고 많이 피곤합니다. 그리고 머리가 많이 아픕니다. (두통은 원래 없었는데…)

생리 불순이 다시 시작되는건 아니겠지요. 저는 10월에 결혼을 앞두고 있어 더 걱정이 됩니다. 많은 의견을 부탁드립니다. 그리 걱정할 필요는 없겠죠?

오늘 아침에도 야채스프를 먹고 왔습니다. 야채스프를 끊고 싶은 생각은 전혀 없습니다.

어릴 적부터 만성이였던 변비가 지금은 많이 호전되고 있습니다.

많이 도와주세요!

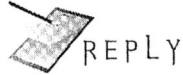
REPLY

리플 ❶ : 명현 반응 맞습니다. 그러다가 정상으로 됩니다

현명하게 살자 : 생리처럼 덩어리로 나오지 않고 그냥 소변보거나 움직이면 피만 나는데요 그것도 명현 증상인가요?

리플 ❷ : 걱정하실 필요 없습니다. 명현 반응이고 더 걱정해야 하는 건 생리시 덩어리가 나오는 것입니다. 정상적인 생리는 덩어리가 나오지 않거든요. 생리중 소변볼 때나 움직이면 생리가 나오는것은 당연한 것입니다. 저는 생리 불순 없었음에도 야채스프 복용후 한달에 두번하는 경험했습니다.

리플 ❸ : 배가 묵직하고 무겁고 피곤한 증상은 주기적으로 올 수 있는 명현 반응입니다. 두통 또한 평소 없었던 현상이지만 야채스프 마시면서 나타나더군요. 평소 두통이 없었던 사람은 하루나 이틀 정도 강하게 나타나기를 2-3번 반복하면서 없어질거고 계속 머리가 아프다면 평소 뇌혈관에 문제 있었지 않았나 싶네요.

현명하게 살자 : 00님 감사합니다. 00님도요. 계속 머리가 아프지는 않고요. 오후 한때

아픕니다. 그러면서 멍해지기도 하구요. 하여튼 너무 감사해요.

리플 ❹ : 저도 한동안 멍해서(거의 백치 수준..) 치매가 시작되려나? 걱정한 적도 있습니다. 명현 반응으로 자주 오더군요. 4개월정도 지나니 그런 현상 없습니다. 한동안 자주 멍해질 수 있습니다. 그러나 명현 반응 지나면 머리가 전보다 맑아짐을 느낍니다.

20. 복용 한지 두달이 돼 갑니다. 그런데 식은땀...

글쓴이 | 마이클
날 짜 | 2005. 06. 28

어머니가 그동안 아주 건강하게 잘지내시다가 이번에 감기가 오고...
그래서인지 식은땀도 많이 흘리고 기운이 하나도 없다고 하십니다.
감기는 목감기라 기침을 하실 뿐 다른건 아닌데 갑자기 기운이 없고 식은땀을 흘리니 걱정됩니다.
사실 그동안 야채스프 꼬박 꼬박 먹으면서 명현 반응이 거의없었거든요.
그래서 혹시 지금에서 명현 반응이 나타나는 건가...
그리고 그동안 안나오던 항문근처의 상처에서의 피도 오늘 갑자기 많이나 옵니다.
식은땀과 기운없음같은 명현 반응이 두달후에 오는 경험 있으신 분 조언 부탁드립니다.
그리고 아물어 가던 상처에서 갑자기 피가 나오는건 어찌 설명을 해야할지... 저번 백혈구가 떨어져 주사를 맞았는데 그외엔 피검사 때도 별일 없거든요.
7월 4일 4차 항암 들어가야 하는데...

기운이 없으셔서 너무 걱정이 됩니다.
기운이 있어도 힘든 것이 항암인데...
야채스프 마시면 감기 안걸릴 줄 알았는데... 아닌가 봅니다.

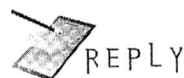

리플 ❶ : 마이클님... 힘든 시간 보내고 계시겠네요. 힘내시구요. 제 아버지도 야채스프 복용 두달 동안은 전혀 명현 반응 없었습니다. 오히려 배변시 출혈이나 변 횟수 설사등이 많이 좋아져서 다 나은것 같다고 했습니다. 그러나 두달이 지난 후 항문 통증이 오더니 2개월 이상 지속됐고 생전 안 걸리던 치질도 왔습니다. 치질이 나을 무렵 갑갑증이 오더니 최근들어 나른하다고 합니다. 한번 온 호전 반응은 적어도 2개월이상 지속하더군요. 제 아버지는 처음 갑갑증이 올 무렵 식은땀을 흘렸고 저는 요즘도 명현 반응 끝에는 꼭 식은땀을 흘립니다. 야채스프 복용 6개월째... 아이들이나 저나 부모님... 그동안 한번도 감기걸린 적 없었는데... 요즘 제가 기침 감기로 고생했습니다. 저는 워낙 감기 걸리면 편도부터 붓고 기침은 보통 1개월 지속하는데 일주일도 안되어서 나았습니다. 제가 기침을 하면 아이들도 옮을텐데 아직 그런 기미는 없어 보이네요. 야채스프 덕이 아닌가 싶습니다. 야채스프 마시면 감기가 잘 안걸리는 건 사실이더군요. 어머니께서 감기 잘 이겨내실거라 믿습니다. 항암 치료를 함께 하시기때문에 딱 야채스프의 호전 반응이라고 단정하기는 뭐하지만 호전 반응은 2개월 후나 더 나중에도 올 수 있습니다. 그동안 몸이 너무 약해져서 반응을 못했을 수도 있으므로 급한 마음 충분히 이해하지만 조금 여유를 가져보심이 좋을 듯 합니다. 그러나 기침 증상에 열까지 난다면 병원에 가보심이 좋을 것 같습니다. 혹시 면역력이 많이 떨어졌다면 감기로 인한 다른 합병증(폐렴이나 패혈증... 등)이 올 수도 있겠지요. 잘 관찰하시다 적절한 병원치료를 받으시면 곧 괜찮아지시리라 생각됩니다. 아... 그리고 항문근처의 출혈은 제 아버지 경우 야채스프 복용 2개월부터 두달 동안 전혀 없다가 4개월째 혈변이 다시 왔습니다. 약 일주일 정도 심하게 하혈하다시피 하더니 한동안 멈췄다가 다시 요즘은 변에 묻어나오는 정도라고 합니다. 어머니도 반복적으로 호전 반응 오면서 조금씩 나아가실 겁니다.

　　마이클 : 00님 언제나 너무 감사합니다. 00님 때문에 항상 큰힘을 얻습니다. 감기는 제가 엄마한테 옮겨드렸는데 저는 심하게 앓았는데 엄마는 저보다는 수월하게 넘기고 있는것 같아요.. 그것도 야채스프 덕인지.. 전 야채스프 안먹거든요. 그래서인지 감기가 안떨어집니다. 지금은 엄마 아빠만 열심히 드리고 항암 끝나고 엄마가 좋아지면 그땐 다같이 먹어야죠. 힘내서 더 열심히 끓여드리겠습니다. 00님 가정에 행복과 건강이 항상 깃들길 기도하겠습니다.

21. 너무 피곤해 하네요.

글쓴이 | 희망이
날　짜 | 2005. 07. 4

야채스프를 정성껏 복용한지 9일이 지났네요...

처음에는 발바닥이 근질근질하다며 맨발로 학교 운동장을 몇바퀴씩 돌았구요.

평소에 땀을 엄청 흘렸는데 많이 없어졌어요.

예전에 한의사 선생님이 땀을 흘려야 하는 체질이라 했거든요.

그래서 요즘은 시간날 때마다 운동을 하고 있어요.

그런데 부쩍 피곤을 많이 느끼네요.

초저녁에 자면 다음날까지 엄청 자구요.

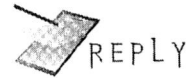

리플 ❶ : 저도 처음엔 잠이 엄청 왔어요. 그런 분이 많더라고요. 그러다가 좋아지실 겁니다.

리플 ❷ : 잠이 많이 오고 피곤함도 심해집니다. 그러나 잘 관찰해보면 사이사이 평소보다 컨디션이 무척 좋다는 것을 느낄 겁니다. 피로감과 많은 잠은 호전 반응인데 처음에는 4~5일에서 일주일 정도 피로하고 하루나 이틀 정도 좋다가를 반복하지만 점차 피곤함이 덜해지고 수면시간도 적어지더군요.

리플 ❸ : 맞아요... 저두 처음에... 하품도 많이나고... 가끔씩 피곤도 하고... 졸립고 그랬어요.

22. 복용한지 일주일 어지럼증이 심하시네요.

글쓴이 | 예린 맘
날 짜 | 2005. 07. 04

말기암이시다 보니 모든 것이 조심스럽습니다.
명현 반응을 각오는 했지만 부스럼 나고 추웠다 더웠다 하고 식은땀 흘리고 다 참으실 수 있는데 너무 어지럽다고 하시네요.
어지럼증도 명현 반응 맞지요?
좋아지실거라 굳게 믿으며 아빠 힘내세요.

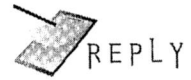

리플 ❶ : 부스럼(피부병)... 추웠다 더웠다 반복... 식은땀... 어지러움... 호전 반응 맞습니다. 저도 겪었던 현상이고 추웠다 더웠다는 요즘 겪고 있는 현상입니다. 저는 환자가 아니기에 여유있지만 아버님은 환자시니 잘 관찰하다 위험하다 싶으면 병원 도움 받으세요. 힘내세요.

23. 남자친구의 명현 현상(복용10일 정도)

글쓴이 | 아이스크림
날 짜 | 2005. 07. 05

제 남자 친구는요... 저한테도 정확하게 병명은 말을 안하고 암초기 증상이라고만 얘기했습니다. 제가 어림짐작으로 보아 간쪽이 안좋은 거 같아요.

그리고 소화가 잘 안되는 것 보면 위도 안좋은 거 같구요.

병원 치료할 여력이 안돼서 병원치료는 못하고 있고 그저 일만 하고 있지요.

말을 하자면 길어지니까 그 얘기는 생략하겠습니다.

제 성화에 못이겨서 하루 두번 아침, 밤(저녁)에 200cc씩 야채스프랑, 현미차 마신지가 한 10일 정도 됐습니다.

조금씩 조금씩 명현 현상이 나타나서 이렇게 글 올려 봅니다.

마신후 한 이틀 동안은 하루에 몇번씩 설사만 했구요.

지금은 팔, 등쪽이 많이 가렵다고 하구요.

오빠가 한쪽 발바닥에 원래 무좀이 있는데 그곳이 평상시 보다 훨씬 심하게 많이 껍질이 벗겨지고 물집도 생기고 있다고 하네요.

그리고 어제는 또 몸도 춥다고 하더라구요.

이거 명현 현상 맞는거죠?

그래서 제가 그랬죠?

오빠 그거 몸이 좋아지려고 일어나는 명현현상이라고.

참 신기하지 않냐구? 했더니 막 비웃더라구요.

아침에 요로법도 같이 하자구 했더니 난리 법석이라서 그건 빼고 그냥 야채스프만 마시고 있습니다.

밥은 늘 평상시에 먹듯이 본인이 밖에서 해결하고...

매일 먹는건 야채스프랑, 현미차, 특별히 먹는 건 콩국물을 자주 먹습니다. 콩국수할때 쓰는 그거요.

물론 요즘도 술도 마시고 담배도 여전히 피지만 그래도 예전처럼 술을 매일은 안마셔요.

자기도 이제는 몸이 아프다는걸 깨닫고 몸생각을 조금씩 하나봐요.

아무튼...

3개월이상 꾸준히 마신후 병원 가서 다시 검사하면 몸에 아무 이상 없는 진단이 나오길 간절히 바라는 마음 뿐입니다.

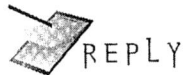REPLY

리플 ❶ : 아버지는 그대로 쭈욱 그렇습니다. 가끔 혈변이 보이다 괜찮다가를 반복하고 요즘은 나른하다고 합니다. 그것도 3-4일 나른하다 1-2일 컨디션 좋다를 반복하지요. 만약 아이스크림님 남자친구께서 수술없이 야채스프만으로 치료를 하실 거라면 먹는것에 좀더 신경써야 할 것 같습니다.

아이스크림 : ○○님... 답변 감사하구요... 그러게요. 그렇게 해야 되는데 먹는거 가지고 맨날 싸우는 통에 잘 되지가 않아요. 남자친구는 몸에 해로운 것만 자꾸 먹으려고 해서요.

신경 좀 써보도록 할게요.

리플 ❷ : 그래도 이제 술을 안드신다니 정말 다행입니다. 야채스프 받아들이기 시작하셨다니 그것도 참 좋은 소식이구요. 조금씩 남자친구께서 변하실 겁니다. 지금은 힘드셔도... 화이팅입니다.

아이스크림 : 술을 안마시는 건 아니구... 마시긴 하는데 매일 매일은 안 마셔요.. 그래도 그전보다는 훨씬 양이 줄었으니까.. 00님 말대로 조금씩 변하고 있는거겠죠? 네.. 화이팅입니다.

리플 ❸ : 님의 정성에 남자친구가 하나씩 변하나봅니다. 근데 전 왠지 자꾸 안타깝다는 생각이 드네요. 한시라도 빨리 해로운 건 삼가해야되는데...

리플 ❹ : 저두 콩국수를 좋아하는 데요. 콩국수를 많이 드셔서 아마 설사를 하는 수도 있을 겁니다. 콩국수를 며칠 드시지 마시고 야채스프를 드셔보세요.

아이스크림 : 네... 야채스프 처음 먹었을때 이틀 동안만 계속 설사했구요... 지금은 설사는 안한답니다.

24. 명현 반응 맞습니까? 아기의 증상이...

글쓴이 | 아이맘
날   짜 | 2005. 07. 10

안녕하세요. 전 35개월 여아를 둔 엄마입니다.

간질발작... 영아연축이라는 경기 때문에 야채스프를 복용한지 3주 정도 됐어요.

이번에는 실패하지 않으리라는 결심하에 야채스프의 효과를 북돋아준다는 현미차도 같이 하고있구요.

항상 하루에 세번 야채스프 100cc 먹이구요... 20분이 경과하면 현미차를 같은 양을 먹여요.

그렇게 하루 세번... 3주 정도를 한번도 걸르지 않고 먹었습니다.

아직까지는 경기에 별다른 차도는 없구요.

말을 아직 못하는 아이라 명현이 나타나는지도 구분하기 힘들었습니다.

근데 요즘 바닥에 아주 얇은 머리카락이 자주 보이길래... 제 머리카락이라고 생각하고 지나쳤는데...

오늘 머리를 감기다가... 머리카락이... 한줌씩... 정말 무서울 정도로 빠지는 거에요.

순간 덜컥 겁이나더라구요.

명현 반응이 맞다면 혹... 야채스프가 몸에서 이제 작용을 하고 아이가 반응을 나타내고 있구나라고 생각하겠는데 혹... 안좋은 현상은 아닌지...

그리고 며칠전 심한 고열을 앓고 지금 몸에 두드러기 같은것이 났어요.

병원에선 열꽃이나 땀띠 종류라고 하는데... 혹 이것도 야채스프랑 관련이 있는 건지...

혹... 아시는분... 경험있으신 분... 좀 부탁드릴게요.

괜히 걱정되네요.

머리카락을 잡고 흔들어도 잘 안빠지는 아기였는데...

명현 반응 맞습니까? 아기의 증상이...

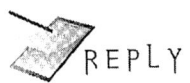REPLY

리플 ❶ : 아이맘님... 혹시 야채스프 말고 다른 약물이나 치료를 병행하고 계신가요? 제 주변 야채스프 실행하는 어떤 사람도 머리카락이 많이 빠지는 현상은 없거든요. 만약

다른 약물이나 치료를 병행하지 않는다면 일시적 현상이지 않을까 싶습니다. 그리고 고열 후 두드러기(열꽃)는 야채스프가 아니어도 나타날 수 있는 현상입니다.

아이맘 : 네... OO님! 경기약을 장기간 복용하고 있어요... 기타 몇가지 빈혈제랑 간보호제도 먹고 있구요... 혹 그거랑 안좋은 반응이 생기는 건가요? 약물을 차차 줄이려고 했는데 솔직히 경기약은 줄이기가 너무 힘들고 무섭거던요.

리플 ❷ : 간 보호제요? 병원에서 처방한 거겠지요? 제 개인적인 의견입니다만 걱정되시겠지만 야채스프 양을 더 늘리고 약물을 서서히 줄이면 어떨까 싶습니다. 제 아버지는 병원 치료 전혀 받지 않는 암환자지만 더 나빠지지는 않거든요. 야채스프를 믿고 양을 좀더 늘려보라고 말씀드리고 싶습니다. 3개월을 마셨다니 150cc로 늘려서 복용해보세요.그리고 경기약을 복용할 경우 간 보호제나 빈혈제를 필수로 복용해야 하는것이 아니라면 경기약은 서서히 줄이더라도 간 보호제나 빈혈제는 지금 중단해도 될듯 한데요. 현대 의학으로 고칠 수 없다면 현대 의약품을 과감히 포기하는 용기도 필요합니다.

리플 ❸ : 야채스프 먹을 때는 약은 가급적 삼가라 했습니다. 혈압약처럼 지속적으로 관리해야 하는 약은 점차 양을 줄이도록 하고 있고요. OO님 말씀처럼 먹는 약을 줄이는 게 좋을 것 같습니다만 결단이 필요하겠네요.

아이맘 : 네... 서서히 줄여보려구요... 일단은 아이의 경련 상태를 봐 가면서... 막 설레기 시작하네요... 고맙습니다. 꼭 성공사례 체험담에 글을 올릴수 있었으면 하는 커다란 바람입니다.

25. 이게 명현 반응인지?

글쓴이 | 행복만점
날 짜 | 2005. 07. 13

고등학교때 엄청나게 감기몸살 앓고나서 지금까지 감기 한번 없었는데... 이번에 감기걸려서 기침을 많이하게 되었는데 한달이 지나도 계속 가래와 기침을 합니다.

약도 안듣고...

혹 명현 현상인지? 기침 한번하면 20-30분 계속해서 제가 생각하기에 혹 폐렴이 아닌가 하는생각도 했습니다.

명현 반응이라도 감기라도 다 좋습니다.

혹시나 해서...

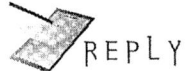
REPLY

리플 ❶ : 명현 반응은 같습니다. 명현 반응에 대처방법은 딱히 없습니다. 그냥 기다리시는 수 밖에 없습니다.

리플 ❷ : 병원에는 한 번 가보시는 게 좋습니다. 폐렴이 아니라면 명현 반응이 맞는 거니까 확신도 생길 수 있고요.

리플 ❸ : 폐렴이라면 열이 동반되는데 열이 없다면 조금 더 지켜보셔도 될 듯 합니다.

행복만점 : 병원에선 기관지가 예민하다고 하더군요. 그런데 그건 아닌것 같고 담배도 한번도 핀 적도 없는데 왠 가래가 남이 보면 오해할 것 같네요.

26. 엄마의 증상이 여러가지가 나타납니다.

글쓴이 | 마이클
날 짜 | 2005. 07. 18

우선 지금까지 야채스프 두달 반정도 드셨고요.

이렇다할 명현 반응이 없었습니다. 그동안 야채스프는 꼬박꼬박 드렸는데 현미차는 잘 챙기지 않았거든요.

그러다가 이번에 한 10일 전부터 제대로 해보자고 마음먹고 야채스프와 현미차를 시간에 맞춰 꼬박 꼬박 드리고 야채스프는 하루 7~800밀리 정도 드셨습니다.

그래서 인지... 이틀전부터 어머님이 갑자기 힘들어 하십니다.

나아가는 줄 알았던 직장 근처의 방사선에 의한 상처에서 갑자기 피가 많이 나오는가 하면...

열이 났다가... 조금있다 식고... 밤에는 식은땀을 엄청흘리고 주무시고 일어나면 열이 다 내려있고...

두통이 심하고... 예전에 아팠던 허리좌골 신경통이 아프고...관절염으로 고생하셨는데 무릎도 엄청 아프시다고 하고

어지럽고... 갑자기 무좀이 심해져서 발바닥이 무진장 간지럽고...

온몸이 나른하고 힘이 하나도 안들어가고 밥을 먹어도 허하고... 기운이 없고...

항암중이지만 백혈구나 빈혈로 일어나는 증상으로 보기엔 무리가 있고(빈혈의 증상은 이것과는 다르고 백혈구는 촉진제를 맞았고 의사말로는 백혈구가 떨어진다고 딱히 어떤 증상이있는 건 아니라고 했거든요)

지금 4차 끝난지 13일정도라 항암제 때문에 아픈 시기는 지났거든요...

엄마한테는 애써 명현 반응이다 좀더 참아보자!

이 고비만 넘기면 좋아지려고 하나보다 하고 말씀드렸지만 여간 걱정이 되는 게 아닙니다.

밤에도 몇번씩 안방에가서 엄마가 상태가 어떤가 보고 오는데...

명현 반응 맞겠죠?

여기서 힘들다고 주저앉으면 안되겠죠.

님들 제게 희망을 좀 주세요.

힘들어 하는 엄마보면 너무 괴롭습니다.

내가 괜히 엄마를 더 힘들게 한 게 아닌지...

기침도 갑자기 잔기침을 조금씩 하시네요.

명현 반응이라면 얼마나 좋을까요.

6차로 예정된 항암 두번 남았습니다.

그 두번만 끝나면 무슨 소릴듣더라도 항암 더이상은 안하고 야채스프로 해보기로 엄마랑 다짐을 했지만 하루에도 생각은 수없이 더 바뀌는 것 같고 혹시 패혈증 증세는 아니겠지요?

아까 병원에서 피검사 했는데 패혈증이라면 그 검사로 알았겠지요.

병원에선 열이 38도 였고 아까는 36.8도였다가 지금은 37.4도 입니다.

패혈증은 너무 두려워서 생각하기도 싫습니다.

내과에 가서 봤는데 감기 증상도 폐렴 증상도 안보인다고 하더군요...

그런데 왜 열이 오르락 내리락 하는지...

속이 타들어갑니다.

여러분 모두 건강하세요.

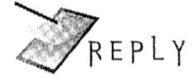

리플 ❶ : 마이클님... 병원에서 패혈증이 아니라고 했으니 걱정 안 하셔도 좋을 듯 합니다. 위에 열거한 증상을 보니 명현 반응일 듯 한데요. 환자가 아닌 저도 열이 올랐다 내렸다 하고 식은땀도 흘렸어요. 예전에 아팠던 곳이 다시 아픈거 보니 몸이 좋아지려나 봅니다. 너무 불안해하지 마시고 편안한 마음 가지세요.

마이클 : 감사합니다 OO님! 지금은 열이 떨어져 잘 주무시고 계십니다. 너무 감사합니다.

리플 ❷ : 확실히 야채스프와 현미차같이 복용하는게 효과가 좋나봐요. 제가 요즘 현미차를 안먹고 야채스프만 먹는데 그런 생각이 들더라구요. 마이클님 힘내시고요 상황 봐서 바로바로 올려주세요.

27. 생각해보니 엄마가 이런 증상들이 나오기전에...

글쓴이 | 효미야
날 짜 | 2005. 07. 18

제가 몸상태가 좀 좋은것 같아 운동을 시켰거든요.

1시간 정도 걷기.
이걸 3일 정도 했습니다.
그래서 무리가 가서 이런 증상들이 나타난걸까요?
그동안은 이렇다 할 운동을 안했거든요.
운동해서 갑자기 혈액 순환이 좋아져서 저런 명현 반응들이 갑자기 나오는 거라면 얼마나 좋을까요.

운동하면서 간만에 땀도 무지 많이 흘렸는데...

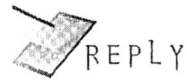

리플 ❶ : 효미야님... 야채스프를 마시면서 호전 반응일지 상태 악화인지 헷갈릴 때가 많이 있습니다. 특히 환자들은 아주 사소한 변화에도 마음이 많이 심란해지더군요. 저도 아버지께 명현 반응이라고 자신있게 말씀드리면서도 어쩔 수 없이 불안해져 읽었던 지난 카페글을 다시 처음부터 읽었던 기억이 있습니다. 야채스프를 믿고 명현 반응이다 생각하고 조금 여유를 가지면 악화되는것 같다가 다시 좋아지더군요. 좋아졌다 나빠졌다 반복합니다. 때로는 너무 길다 생각될 때도 있지만 그래도 꼭 좋아지더군요. 지금 굉장히 걱정되시겠지만 낫는다는 믿음으로 지켜보시길 바랍니다. 그리고 한가지 걱정되는 것은 어머니의 운동량이 너무 많지 않나 싶습니다. 환자에게 1시간 정도 걷는다는 것은 아무래도 무리일 것 같은데요? 더구나 시작하자마자 심한 운동량은 몸에 무리가 올 수도 있을 겁니다. 서서히 운동량을 늘려가시는 것이 좋을 것 같네요. 여름에 심한 운동은 탈수증을 유발할 수도 있습니다.

효미야 : 제 실수인것 같네요 무리해서 운동을 시키다니... 감사합니다. OO님! 항상 건강하시길 빌겠습니다.

리플 ❷ : 운동은 서늘할 때 30분 정도가 적당합니다. 그것도 어머님 몸상태 봐 가면서 해야 하는데 야채스프 요법 하면서 운동을 병행해야 효과가 큽니다. 현미차는 야채스프 효과를 강하게 해준다고 하더군요. 그래서 반응이 강하게 나타나는 거 아닐까요? 요즘 입수한 정보인데 채소도 익혀서 먹는 게 몸에 좋다는 주장이 있습니다.

효미야 : OO님 감사합니다. 그러게요 제가 미련해 터져 가지고 엄마 운동을 무리하게 시켜가지고... 채소 진짜 익혀먹는 게 좋아요! 특히 암환자는 채소에 있는 수많은 박테리아 세균 등등... 저번에 TV보니까 과일도 꼭 뜨겁게 해먹는 가족이 나왔는데 아프다가 그

렇게 먹고 무지 건강해 졌대요.

28. 며칠 야채스프를 복용하지 않았더니...

글쓴이 | 장성우
날 짜 | 2005. 06. 21

안녕하세요. 더운날씨에 수고들 많으십니다.

저는 이제 스프 복용한지 2달 정도 되는 초보입니다.

근데 저는 그동안 복용하면서 다른님들처럼 이렇다할 반응이 없었는데요.

아참... 평생 안흘리던 코피를 한번 흘린 적은 있습니다~

근데 제가 사정상 지방에 내려가 있느라고 10일 정도 야채스프 복용을 안했는데요.

온몸이 무지 가렵고 뭐(두드러기 같은)가 자꾸 나네요.

왜 이럴까요? 그래서 어제부터 다시 스프 먹기 시작했는데... 조금 걱정되네요.

밑에 글들을 보면 스프를 끊고나서 가려움증이 생겼다는 말은 없는듯 해서요.

이것도 명현 현상이면 좋겠는데...

그럼 저는 이만... 모두 건강하세요.

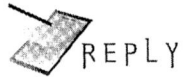REPLY

리플 ❶ : 성우님... 열거한 반응은 간이 허약해서 오는 증상입니다. 간에 문제있는 분들

의 호전반응은 대개 코피를 흘리고 피부병(가려움증)이 나타나고 설사를 하더군요. 일시적으로 눈이 침침해지기도 합니다. 물론 다른 곳이 나빠도 나타날 수 있는 증상이지만... 거르지 않고 정성껏 복용하시면 금방 좋아질겁니다. 힘내세요.

장성우 : OO님! 감사합니다. 제가 지금 간질환이 있는데... 정확하네요. 놀랐습니다. 사실 눈도 침침해서 안과에 가서 검사도 해본 적 있거든요. 앞으로는 거르지 않고 열심히 복용해야겠습니다. OO님도 건강하세요.

29. 명현 현상일까요? 걱정됩니다.

글쓴이 | 엘리샤
날 짜 | 2005. 07. 21

저희 엄마가 암말기신데...
야채스프는 복용하신지 이제 2주 정도 됐구요.
3일 전부터 소변요법도 이틀 했어요. 아침에만요.
근데 소변이랑 같이 복용한 그날부터 안하시던 구토에 설사까지 하시니깐 전 혹시나 호전 반응 이겠거니 하고 안심했는데...
아무래도 안되겠어서 소변은 중단하려구요.
구토 때문에 식사도 잘못하세요. 걱정이 이만저만 아닙니다.
내일 병원가서 혈액 검사하는데 병이 더 악화됐으면 어쩌나 걱정입니다.
이게 명현현상일까요?
어떤 분은 소변이 안좋다고 먹지 말라하시던데...

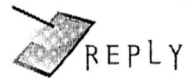REPLY

리플 ❶ : 제 생각인데요. 항암 치료를 하시고 계시다면 소변 요법은 안하시는 게 좋을 듯합니다. 그 독한 약물이 소변에 섞여있을 테니까요... 그렇지 않다면 다들 큰효과를 봤다는 소변 요법이니... OO님 아버님께서 꾸준히 소변 요법을 하셨다는데 OO님의 고견을 들어보심이...

리플 ❷ : 어머니께서 위암이신가요? 위가 허약한 분들은 소변 요법 아니어도 야채스프 호전 반응으로 구토가 올 수 있습니다. 저는 야채스프 마시면서 두 번을, 작은 아들은 세 번 구토했습니다. 저와 아들은 둘다 위가 약하지요. 소변 요법을 할 경우 효과가 좋은 건 확실합니다.

엘리샤 : 위암은 아니신데... 아무래도 다른 것과 연관이 있는 듯해요. 물만 마셔도 구토를 하셔서 입원했거든요. 항암 부작용인지... 근데 위염증은 있으세요.

리플 ❸ : 항암중이고 위염증이 있다면 소변 요법과 야채스프 때문에 구토를 한다고 단정짓기는 뭣합니다. 야채스프 호전 반응으로 구토와 설사가 오기도 하지만 항암부작용으로도 그런 증상이 나타납니다. 구토가 심하면 어떤 것도 받아들이기 힘드니 야채스프를 잠시 중단해보시고 구토가 멈추면 다시 복용해보는 것이 좋을 듯합니다

엘리샤 : 다행히 오늘은 구토가 멈추셨어요. 다만 아직 물설사를 계속하셔서 문제네요. 내일은 또 나아지시겠지요. 오늘 야채스프도 계속 드셨답니다.

리플 ❹ : 정말 다행이군요..야채스프 마시면서 걱정될 만큼 호전반응이 나타나기도 합니다. 우직하게 밀고 나간다면 천천히... 그러나 꼭 좋아지시리라 믿습니다. 힘내세요.

30. 저희 어머니 명현 반응은요.

글쓴이 | 감풍
날　짜 | 2005. 07. 21

저희 어머니도 다른 분들과 마찬가지로 비슷하세요.

처음엔, 가슴 부위가 간지러우셨구요. 가려우신 건 오래가지 않으셨어요. 그래도 신기했답니다.

원래 간암이셨다가 폐로 전이했기 때문에 폐암으로 안 보고 간암으로 보시더군요. 의사 선생님이...

아무튼, 간이 안좋으신데, 가슴 부분이 좁쌀만하게 뭔가 나시며 가려우셨구요.

님들처럼 피곤하신게 주기적으로 오셨습니다.

처음에는 자주, 그다음은 좀 더 좋으시다가 피곤이 찾아 오고 한번은 정말 침대에 쓰러져 계실 정도로 피곤해 하신 적도 있어요. 복용하신지 얼마 안 되셨을 때...

그리고 눈도 침침 하시다 하셨구요. 그러나 시력이 좋아 지신건 아니신 것 같구요.

그리고 온 몸이 좀 쑤실 때도 있다고 하셨어요. 정말 신기했답니다.

혹시나, 하는 마음도 들었었지만, 항상 믿음을 잃지 않았습니다. 저도 엄마도..

환자의 마음가짐이 가장 중요하다고 생각합니다.

그리고 복용하시자 마자 좋아지신 건, 자주 목이 마르셔서 수시로 물을 드셨었거든요. 새벽에도 물통을 끼고 사셨어요. 그런데, 목 마르신게 많이 좋아지셨구요.

제일 편안해 지신건 코 속이 항상 말라서 불편하셨었는데, 지금은 안 그러시데요.

그 말씀은 전부터 들었었지요. 요즘은 명현 현상이라 믿고 있는데요.

속 메슥거림입니다. 한 달되어 가시는 것 같아요. 그런데요. 이 증상도 그 전에 간암이셨을 때 다 느끼시던 증상이랍니다. 그래도 솔직히 조금 걱정은 돼요.

그러나 엄마가 점점 좋아지시는 것 같다니까 좀 안심은 됩니다.

좋아지실 거에요.

그리고 저희 엄마는 소변 요법도 하셨습니다. 아침에 한 번이요.

힘이 되셨으면 좋겠습니다.

저두 항상 님들 글 보면서 희망을 가지게 되니까요.

힘 냅시다!!

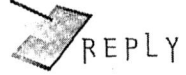REPLY

리플 ❶ : 자세히 써 주셔서 감사해요. 소변 요법을 병행하신 분들이 효과를 빨리 보시는 것 같습니다. 우리 어머니는 반대하셔서 소변 요법은 못했거든요.

리플 ❷ : 어머니께서 명현 반응 올 때 감풍님 힘들어하시던 모습 생각납니다. 좋은 결과 있어서 정말 다행이구요. 앞으로 올 호전 반응도 잘 이겨내시리라 믿습니다. 소변 요법은 제 아버지 경우 그냥 아채스프보다 확실히 3배의 효과가 있었던것 같았습니다. 소변 요법 할때는 지금처럼 힘들어하시지 않았거든요.

31. 순간 순간 피로감과 잠이 쏟아집니다!

글쓴이 | 유레카
날　짜 | 2005. 07. 25

자취를 해서 일단은 여기 공동구매 이용해서 야채스프 주문해서 하루 4~5봉지씩 먹고 있습니다. 거부 반응은 없고 먹고 나니 일주일 안되는데 가스 차고 방귀 나오고 그건 괜찮은데 수시로 졸리고 피로감이 오네요. 아침에 기상은 잘하고 사이사이 컨디션이 나쁘지는 않지만 사이사이 순간적으로 하품 나오고 자꾸 졸리고 그러네요. 명현 반응이라 좋게 생각하긴 하는데 이 글 쓰면서도 자꾸 하품이 나오네요. 평소에는 이러지 않았는데 언제까지 계속되는지? 여기 회원수는 그리 많지는 않지만 회원분들이 다정하고 좋으신 것 같아요. 어쨌든 꾸준히 해볼랍니다. 전 기본적으로 밥따로 물따로 지키면서 식후 2시간 지나서 따뜻히 중탕해서 물대신 야채스프만 복용하고 있습니다. 다들 힘내시고 이 현상이 없어지면 다시 글 남길 게요. 전 몸이 특히 위가 좋아지는 거랑 따뜻해 지는게 목적이랍니다.

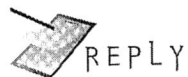REPLY

리플 ❶ : 저도 똑같은 명현 반응을 겪었거든요. 낮에도 정말 미칠 듯이 잠이 오더라고요... 전 냉장고에서 꺼내서 차갑게 마셔도 그렇게 잠이 쏟아졌어요. 한 2주정도 그렇게 힘들게 지나가더니 그 후로 괜찮아 졌습니다. 곧 좋아지실 거에요.

리플 ❷ : 위가 약하시군요. 저도 위가 약한데 정신없이 명현 반응 겪고 났더니 요즘 들어 위가 쓰리면서 더부룩하네요. 명현 반응 잘 견뎌내시길 바랍니다.

리플 ❸ : 그래요. 꾸준히 하셔서 좋은 결과 얻게 되시길 바래요.

32. 어머니 증상에 대해서...

글쓴이 | 희망을 주세요
날 짜 | 2005. 08. 04

안녕하세요.

어머니께서 자궁암 수술을 받으신지 두달이 되었습니다.

자궁암이지만 다른 부위로 많이 전이가 되어서... 가족 모두를 놀라게 하셨는데...

지금 야채스프를 드신지 오늘로 일주일이 되셨어요.

정확하게 이렇다 할 증상은 없는 것 같습니다.

하지만 땀이 너무 많이 나고 추웠다 더웠다 하시면서 손발이 차셨는데 이젠 손과 발에서 너무 많은 열들이 나고 있어서 걱정이 됩니다.

이것 또한 명현 반응일까요?

이제 4차 항암 치료를 받으셔야 하는데 어머니 본인께서 원치 않으셔서 항암 치료를 3번으로 중단하려고 하는데...

야채스프로 대체해도 괜찮을지 걱정이 됩니다.

환자 본인이 항암치료를 거부하시니... 계속 강요할 수도 없고... 어떻게 해야 할까요?

현재 방사선도 중단한 상태인데... 야채스프만으로 희망을 얻을 수 있을지... 자식으로서 염려가 되네요.

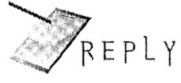
REPLY

리플 ❶ : 당연한 걱정입니다. 이 곳 성공 사례 체험담 한번 읽어보시고요. 소변 요법과 함께 하면 더 효과가 있다고 하는데 명현 반응이 심하다고 하니 우선 야채스프 요법만 하시다가 겸하시면 좋을 것 같고, 홍삼액도 항암작용이 있으니 야채스프와 시차를 두어 드시게 하면 어떨까요? 음식은 짜지 않게 드시고, 운동 날마다 적당히 하시고, 간식은 단호박찜이나 고구마, 감자 등이 좋습니다. 표고버섯과 익힌 마늘도 항암 효과가 크다고 하니 참고하세요.

리플 ❷ : 추웠다 더웠다. 중병이 아닌 사람도 야채스프 마시면 느낄 수 있는 호전 반응으로 몸이 스스로 건강하기 위해 조율하고 있다고 생각하시면 됩니다. 어머니께서 항암 치료 거부하시면 강요하지 마세요. 어머니 몸이 스스로 살 길을 찾고 있는 반응일 수 있으니까요. 땀은 인위적(찜질방)이지 않으면 독소 배출에 도움이 됩니다.

33. 전 눈이 넘 아팠구요. 두통도 많이 심했습니다.

글쓴이 | dkim
날 짜 | 2005. 08. 10

처음에 엄마가 조금 진하게 끓인 덕인지 ...
아버지 때문에 끓이셨는데 전 덤으로 먹었습니다.
피로를 많이 타고 어릴 때부터 눈이 상당히 나쁜 저는 마신지 30분이 좀 넘자 눈이 심하게 가렵고 아팠습니다.
두통은 너무 심해서 두통약까지 먹었는데 멈추질 않았습니다.
2박 3일 아프고는 아픈게 말끔히 없어졌습니다.
눈이 많이 좋아졌습니다. 맑구요. 시력도 약간 좋아졌습니다
지금 먹은지 한 달인데 무청을 구할 수 없어 일주일 못먹었구요.
공동구매에서 구매해서 먹었습니다. 집에서 한것과 다름이 없더군요.

무청을 구할 길이 생겨 구해 놓고 있는데 불편한점이 있는 분들은 공구에서 사서 먹어도 좋을거 같습니다. 생각보다 많이 주시더군요.

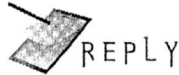

리플 ❶ : 제 남자 친구는 어제는 계속 뒷골이 아프다고 해서 제가 명현 반응 아닐까? 했다가 욕 바가지로 먹었습니다... 뭐든지 다 야채스프에 갖다 붙인다고! 저는 뭐든지 다 명현 반응 처럼 보여요.

리플 ❷ : OO님... 저도 그러는데요... 그런데 그게 명현 반응 맞더라구요. 손목이 한동안 아팠습니다. 이상하다 생각하면서 호전 반응인가봐 했더니 남편이 아직도 호전 반응 오냐고 하더라구요. 삼일째 되던 날 그렇게 아프던 손목이 거짓말처럼 전혀 아프지 않네요. 명현 반응은 갑자기 시작되어 갑자기 사라지더라구요.

34. 거침 없는 설사에...

글쓴이 | 케피
날　짜 | 2005. 08. 16

환장할 지경입니다.

야채스프차와 현미차를 14일 저녁부터 먹기 시작하였죠.

하루에 두번 200cc정도 야채스프차를 먼저 마시고 나중에 현미차를 먹었습니다.

그런데 어제 낮부터 설사를 하는데 오늘 아침에는 어제보다 더 한 강도 높은 설사를 하는데 있잖아요. 대장 내시경할 때 가루에 물타서 먹는것 처럼 마치 관장을 하는 것처럼 그렇게 나오는데 위에서 아님 차가운 음식을 먹어서인지 이것도 하나의 호전 반응인지 궁금합니다.

일상생활 못할정도로 설사가 심해서 오늘 저녁에는 잠깐 중단하려고요. 그리고 내일부터 소량으로 다시 시작해보렵니다.

그리고 저녁에는 감기 몸살처럼 으시시 하면서 춥고 이불을 몇겹을 덮어도 추웠어요. 지금은요! 그냥 기운이 없어요. 배 속은 요란하게 부룩부룩 그리고 가스도 나오고 위는 상당히 무거우면서 아프고 그렇습니다. 옆사람이 제 배속의 소리까지 들을 정도로 지금도 끓는 소리가 요란합니다.

빠른 답변 부탁드려요.

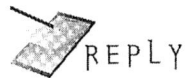
REPLY

리플 ❶ : 저의 남자친구의 경우에도 마시자마자 다음날부터 한 2일정도 계속 설사를 했습니다. 3일째 부터는 안했으니까 조금 기다려보세요. 아무래도 제생각엔 야채스프가 들어가서 자기 몸에 적응할려구 처음엔 거부반응을 보이는 것같아요.

리플 ❷ : 요로법에서는 설사를 아주 좋은 명현 반응으로 보더군요. 설사를 해야지만 제대로 효과를 보는 것이라고요. 설사 때문에 죽을 지경이 아니라면 좀 견뎌보는 것도 좋을 듯... 몸에 쌓인 독소가 배출되는 과정이거든요. 탈진되지 않게 수분 많이 섭취하시고 아무래도 너무 심하다 싶으면 OO님 말씀처럼 중단해보는 것도 방법입니다.

리플 ❸ : 그러나 음식 섭취도 중요합니다. 야채스프 처음 복용할 때는 고기나 술, 밀가루 음식, 찬 음식에 민감하게 반응하더군요. 일상적인 음식물에 주의하면서 야채스프 꾸준히 드시면 금방 지나갈 것으로 보입니다.

35. 복용 4일째

글쓴이 | 케피
날 짜 | 2005. 08. 17

우선 고통은 어제보다 더 심하다는것 그리고 설사는 횟수는 어제와 비슷한데 양은 적다는 것, 다만 위의 통증으로 인해 식욕이 감퇴되어 먹은 양이 적다보니 설사양이 적어진 것 같습니다.

그리고 생리는 4일날 나왔어야 되는데 오늘 생리가 갑자기 나왔네요...

이거는 상당히 반가운 부분이고 그런데 위의 통증이 어제는 윗부분이었는데 지금은 아랫부분으로 내려왔다는 겁니다. 이것도 하나의 명현 반응이라고 생각합니다.

죽을 먹을 때는 괜찮은데 야채스프만 먹으면 내려가는 느낌과 동시에 배가 몹시 끓는다는 것입니다. 그리고 몇 분 있다가 바로 화장실 달려갑니다. 현미차는 야채스프보다 먹기가 수월하고 몸의 반응도 그렇게 힘들지 않습니다. 입에서 쓴 맛 올라오고 기운이 없고 신경은 극도로 예민해져 있습니다.

아... 정말 힘들다.

혹 제글을 읽고 처음 드시는분 괜히 긴장 하시는 거 아닌지 모르겠네요.

전 유달리 몸이 허약한 체질이어서 더 많은 반응이 나온 것 같습니다.

앞으로 더 좋아지도록 더 열심히 먹어야 겠습니다.

힘들더라도...

응원해주십시오. 여러분...

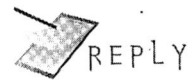

리플 ❶ : 케피님... 힘드시겠네요. 전 설사만 안했다 뿐이지 처음 시작은 케피님처럼 죽다 살아났어요. 명치가 아프고 오심 때문에 밥도 제대로 못 먹었던 기억입니다. 케피님 말씀처럼 유난히 허약한 분들은 처음부터 반응이 격렬합니다. 그래도 설마 죽을까 하면서 견디면 며칠 후 사라집니다. 힘내세요.

36. 폐암 말기 명현 반응 일까요?

글쓴이 | 권무환
날　짜 | 2005. 08. 18

저희 아버지는 폐암 말기 판정을 받으시고 지금 지방에 내려가셔서 야채스프와 운동 등 민간요법으로 치료중이십니다.
그런데 방금 어머니께 전화가 왔습니다.
아버지께서 3일전부터 기침 때문에 잠을 못잘 정도로 심하다고 하십니다.
야채스프 드신지는 3주정도 됐습니다.
명현 반응 일까요? 아니면 암이 악화된 건가요? 정말 미치겠네요.
마지막 희망이었으면 하네요. 명현 반응이면 얼마나 좋을까요.

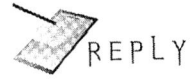

리플 ❶ : 오미자를 찬 물에 1시간 동안 우려내어 드리던지(비타민 방송) 하셔요. 대신 끊는동안 음식으로 더 마음을 써 주시는게 어떨지요. 청국장 가루나 된장국, 익힌 마늘, 익힌 토마토, 양파, 표고버섯 등 꾸준히 드시면 좋습니다. 어쨌든 악화된 건 아닌 것 같은데요. 음식과 운동은 꾸준히 마음 써 주셔야 할 부분입니다.

리플 ❷ : 폐가 나쁜 분이 야채스프를 드시면 처음에는 상태가 좋아지는 듯하지만 조금 지나면 한동안 기침을 심하게 하게 됩니다. 야채스프 보고서에 나와있는 꿀에 무 섞은 기침약을 드신후 계속해야 하는데 본인이 좀 고통스럽습니다.

리플 ❸ : 기침엔 무엇이 잘 듣는다 하던데 인산죽염 검색해보니 무엇도 팔더라고요. 만들기 번거로우시면 한번 사서라도 꼭 복용해보셔요 저희 어머님도 야채스프 마시고 거의 한달간 잔기침을 하셨는데 지금 전혀 안하십니다.

리플 ❹ : 저희 아버지께서 폐암 말기셨었는데 야채스프 드시고 처음에는 한 2주일 정도 심하게 기침하시다가 좀 나아지셨구요, 한 달뒤쯤에 다시 기침이 시작되었습니다. 그때는 한달 정도를 정말 심하게 기침하셨습니다. 아침 저녁으로 한 두시간씩을 기침하셔서 몸도 지치시고 정신적으로도 너무나 힘들어하셨습니다. 그때마다 무엇을 드셨구요 야채스프도 계속 드셨습니다. 그리고 늘 가습기를 틀어놓으셨습니다(많이 도움이 된 것 같아요). 그랬더니 기침이 없어지셔서 돌아가실 때까지(그 후 4개월 동안) 기침은 안 하셨습니다. 그리고 폐암환자분들은 늘 산소가 몸안에 얼마나 있는지 확인하는게 중요하다고 합니다. 참 병원에서 주는 기침약과 진해제는 야채스프 드시는 동안 일체 드시지 않았습니다.

37. 숨이 차다고 하시는데...

글쓴이 | 깽이
날　짜 | 2005. 08. 19

우리 엄마가 대장암이 간으로 전이되셔서 항암치료 중에 야채스프 병행하고 계셔요.

야채스프 덕인지 항암제 부작용도 심하지 않고 잘 버티고 있는데…

며칠 전부터 계속 숨이 차다고 하시네요.

병원에서 검사 받으니 헤모글로빈 수치도 정상이고, 폐에 전이도 전혀 없다고 하는데 왜 숨이 차다고 하는지, 아무 이유가 없어서 혹시 야채스프 명현 반응이 아닌지 궁금합니다.

숨이 찬 증상도 있을 수 있나요?

아니면 고기는 아니지만 고기 국물을 요새 좀 드셨는데…

그것 때문에 부작용인지?

경험 있으신 분 답변 부탁드립니다.

항상 이곳에서 많은 도움과 위로 받고 있어요.

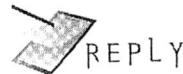REPLY

리플 ❶ : 제 아버지와 비슷한 경우네요. 야채스프 복용 4개월째 즈음부터 속이 갑갑하다고 하시더군요. 숨이 차냐고 물었더니 그건 아니고 숨이 깊게 쉬어지지 않는다고.. 젊을 때부터 한숨 쉬는 습관이 있었다며 명현 반응이겠지 했습니다. 7개월이 지난 지금은 많이 좋아지긴 했지만 여전히 잠깐씩 그런 증상이 나타나곤 합니다. 제 아버지는 따로 병원 검사를 받지 않았기에 인터넷을 검색해보았더니 간질환이 있을 경우 그런 증상이 나타날 수도 있다고 하더군요. 복수가 차지 않았는데 왜 그런 증상이 나타나는지 모르겠지만 호흡을 힘들어하는 게 아니므로.. 또 매일 그러는것이 아니기에 명현 반응인가 하면서 경과를 지켜보고 있습니다.

제6부 나의 질병! 이렇게 극복했다

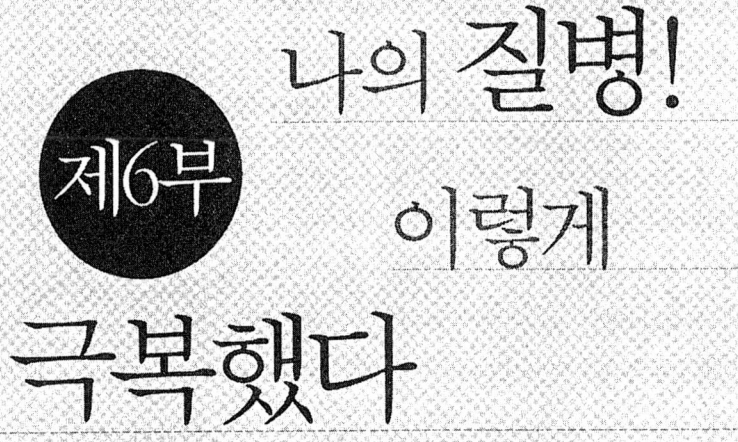

〈야채스프1004 가족들의 원래 체험 사례와 댓글(REPLY)을 될 수 있는 대로 원본 그대로 살렸고, 이 책의 성격상 인터넷 용어와 기본적인 오탈자만 고쳤습니다. 간혹 댓글(REPLY)의 연결이 매끄럽지 못함을 이해하여 주시기 바랍니다.〉

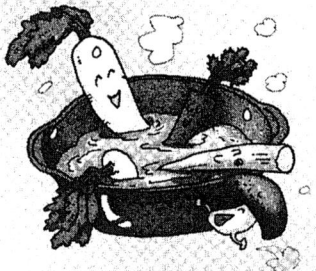

나의 질병! 이렇게 극복했다.

죽음의 끝자락에서 마지막으로 잡게 되는 야채스프라는 동아줄은 수많은 사람에게 제 2의 삶을 살게 해 주었다. 알고 있는 모든 경험담을 올리면 독자에게 많은 정보를 제공할 수 있으나 객관적인 자료를 바탕으로 경험담을 올리는 것이 도리로 판단되어 필자 주위에서 경험한 자료는 생략했으며 야채스프 동호회인 '야채스프1004' 카페에 올라온 글을 바탕으로 재구성 하였다.

1. 시어머님의 간경화 고친 이야기

글쓴이 | 신영화
날　짜 | 2005. 01. 18

　저희 어머님은 아주 오래전 자궁외 임신으로 수술을 받으실 때 수혈을 받으셨는데 그 수혈이 잘못되어 간염을 앓게 되었고 그것이 진행되어 간경화로 이어졌습니다.
　10년동안 병원에 입원했다 퇴원했다.

좋다는 약 다 드시고, 좋다는 데 다 가보시고 가족들이 엄청 고생을 했습니다.

그래도 결국 병은 계속 진행이 되었고 간경화가 심해서 병원에서는 3개월 선고를 했습니다.

그 상황중에 저는 남편을 알게 되었고. 저는 사무실 같은 층에 있는 어느 약국을 알게 됐는데 처음에는 저도 그냥 평범한 약국인 줄 알고 소화제를 사러 갔다가 거기가 그런 약국이 아닌 아주 특이한 곳이란걸 알았습니다.

거기서 주는 약이란 것은 여러가지 식품들(밭에서 나는 여러가지 곡식들)로 만들어진 꼭 미수가루같이 생긴 것이고… 그분이 개발해서 특허까지 낸 다른 약도 있었습니다.

자세히 살펴보니 전국에서 죽어가는 많은 환자들이 출입을 했습니다.

그래서 저도 그 당시 남자친구였던 남편에게 마지막으로 그곳엘 한번 가보자고 했고, 저도 확신이 없었기에… 제가 첫달 약값을 주고 약을 지었습니다.

그곳에선 약만 먹어서 되는게 아니고 먹지 말아야 할 음식을 일러줬고 또 꾸준히 운동하는 것도 알려줬고, 그분이 크리스챤이라 기도도 해주셨고 형편이 어려워 내기 힘든 사람에겐 돈이 들지 않는 요로법도 알려줬습니다.

그리고 처음에는 머리카락 검사와 피검사를 하는데 그 검사 결과로 몸상태와 암이 얼마나 자라있는지 등을 알수 있고 피검사는 특히 우리 눈으로 백혈구 모양이라든가. 여러가지를 볼 수 있어… 참 좋았습니다.

저희 어머니는 워낙 삶에 대한 애착이 강한지라.

거기서 하라는 대로 식사도 하지 않고 그 약과 감자만 드셨습니다.

운동도 빠지지 않고 매일 하셨구요.

물론 요로법도 하셨습니다.

그 결과 당뇨는 한달만에 수치가 내렸고 간수치도 많이 좋아졌습니다.

지금 그 일이 있은지 4년이 넘었는데 아직 건강하십니다.

그러나 워낙 간이 안좋으셨기에 항상 본인이 조심을 하셔야 합니다.

안 좋은 음식 먹고 그러면 또 안 좋아지시곤 하는데 그래도 사람들이 다 놀랄 정도로 건강해지시고 젊어보인다고 하십니다.

그래서 저희 어머님은 저에게 생명의 은인이라고 하십니다.

저희 어머님 아직도 그 약국에 계속 다니시는데 처음에는 누가 아프다고 하면 저는 항상 그 약국을 권했습니다.

저희 남편도 간염이 있어 그곳 약을 타서 먹고 있었는데 돈이 좀 많이 들어서 저는 야채스프를 알고 부터는 다른 사람들에게 야채스프를 권합니다.

야채스프건 그 약국의 식이요법이건 요로법이건 제가 느낀 것은 믿음을 가지고 꾸준히 해야한다는 것과 정말 현대의학보다는 자연의 법으로 몸을 고치는게 좋다는 거죠.

너무 길게 적었는데... 읽어주셔서 감사합니다.

조금 도움이 되셨는지 모르겠네요.

아무튼 저희 어머님 지금 무척 건강하십니다.

다 자신의 몸을 사랑하고 생명을 소중히 생각하고 열심히 건강을 지키려 노력한 때문이라고 생각합니다.

2. 1차 항암 마치고...

글쓴이 | 어머나
날　짜 | 2005. 01. 18

저희 아빠께서 3박 4일간 입원하셔서 1차 항암 치료를 받으신 후 무사히 퇴원하셨습니다.

항암주사를 입원기간 중에 계속 맞으셨는데 1차임에도 불구하고 부작용이 있으시더라구요.

복통 설사 피로감 등으로 입원기간 중에는 식사도 못하시고 앉지도 못하시고 계속 누워만 계시다가 퇴원하셨지요.

가끔 야채스프만 조금씩 드셨구요. 그래도 야채스프를 드시고 그래서 그런지 조금은 수월하게 끝난 것 같네요.

퇴원하실 때 몸무게도 많이 빠지시고 너무 기운이 없으셔서 걱정을 많이 했는데 집에 오시니 심적으로 편해지셔서 그런지 금새 식사도 잘 하시고 이것저것 잘 잡수시고 얼굴에 화색도 돌아왔습니다.

병원에서 준 약도 안 아프다며 안 드시고 야채스프와 현미차만 꼬박꼬박 챙겨서 드시네요.

집에 오시자마자 금방 몸이 좋아지셔서 얼마나 다행인지 모르겠어요.

다음 주에 또 2차 항암 치료 받으러 입원하셔야 하는데 말이지요.

12차까지 예정되어 있긴 한데 의사 말로는 다 받아도 1년 사실거라더군요.

뭐 어디까지나 그건 의사의 말이구요

저희 가족은 아빠가 오래오래 건강하게 사실 거라고 믿어 의심치 않고 있네요.

일단 항암 치료보다는 야채스프에 더 충실하려구요.

2차까지는 받아볼 예정이기에 다녀와서 또 올리지요...

3. 저의 체험담

글쓴이 | freeheit
날 짜 | 2005. 01. 18

야채스프를 꾸준히 복용한 후

겨울만 되면 갈라지던 발뒤꿈치와 안구건조증이 없어져 가고 있습니다.

신기할 정도입니다.

탈모로 고생하는 어느 지인은 요즈음 머리가 새로 나고 있고 숱도 많아지고 있다고 싱글벙글입니다.

어떤 사람은 2년이 안되어 안경을 벗을 정도로 시력이 회복되었다고 하더군요.

요즈음...

야채스프의 효과에 대해 더욱 믿음이 생기게 되는군요.

다른 분들의 체험도 듣고 싶습니다.

모두 건강하세요.

4. 어머님 체험 수기

글쓴이 | 기차와 여행
날 짜 | 2005. 01. 18

한달 보름 전 즈음, 어머님이 위암 말기 판정(시한부 1년)을 받으셨습니다.
전이도 된 상태이었지요.
사무실서 인터넷 곳곳을 뒤지던 중, 우연히 발견한 "야채스프1004"
병실서 어머님께 말씀드리던 중, 바로 옆자리에 환자 보호자 분이 제 이야기를 듣곤 야채스프를 권했습니다.
어머님이 퇴원하신 후 야채스프를 드시기 시작하였고,
야채스프를 먹으면 속이 괜찮다고 하셨습니다.
하루 두 번 드시는 항암제 때문에 속이 메스껍다고 토로하셨거든요.
3일전 어머님 옆자리에 계시던 보호자분께서 연락이 왔습니다.
"아버님이 지금 너무 많이 좋아지셨다는 소식을..."
그분은 시한부 3개월 판정으로 알고 있었고,
(위절제, 허파에 구멍이 생겨 보호자 없인 숨쉬기와 말도 제대로 못하시던 분)
병원서조차도 수술불가였다가 자식들 성의에 못이겨, 수술하셨단 소릴 들었는데 퇴원 후 항암제를 드시고 고생을 얼마나 하셨는지, 항암제를 안 드시고 지금은 야채스프와 요로법을 시행, 3일 정도 몸앓이를 하시더니, 지금은 식사도 잘하시고, 피부도 윤택해지며, 저와 전화 통화하시면서 목소리도 예전의 모습이라고... 제가 생명의 은인이란 소리까지도...
즉시 어머님께 이 소식을 전해드리며, 직접 그분과 대화 나누시라고...
어머님께서 이틀전부터 요로법을 시행하시고, 어제 하루 온종일 몸이 안 좋으셨단 소릴 들었는데, 오늘 아침 문안 인사를 드리니, 몸이 날아갈 것 같다란 말씀과 샤워를 하시고 즐거워 하셨습니다.

이 모든게 야채스프 덕택이 아닌가 합니다.

물론 일시적인지 아닌지는 더 지켜봐야 알겠지만, 꾸준히 실행하렵니다.

바쁘신 와중에 상담을 받아주신 보우님께 감사드리며, 회원님들 가족분들게 조금이나마 도움이 되고자 두서없이 이글을 올립니다.

5. 저의 경험담입니다(아토피).

글쓴이 | 영원이
날 짜 | 2005. 01. 18

안녕하세요.

가입한지는 조금 되었는데 체험담은 처음 적어봅니다(저는 25세여자입니다).

저는 2002년가을 부터 야채스프를 복용하여 2003년 봄까지... 약 7~8개월 정도의 체험담을 적어볼까 합니다.

저는 성인 아토피인데 그 당시 하고 있는일이 하루 종일 앉아서 하는 일이어서인지 항상 몸이 아프고, 찌뿌둥하고 아토피 증세도 점점 심해져서(예전엔 얼굴 부분은 괜찮았었는데 손, 발, 얼굴, 목... 여자인 제게는 정말 고통이었습니다.) 이것저것 알아본 결과 야채스프를 접하게 되었습니다.

저는 이미 그 당시 아토피가 심해져 있어서 명현 반응을 걱정하여 첫날은 야채스프 반잔, 다음날은 한잔... 일주일후부턴 아침 3컵, 저녁으로 3컵씩먹었습니다.

먹기 시작한지 일주일정도 처음엔 평소 뻣뻣했던 손이(남들이 발이 아니냐고 물어 왔음) 조금씩 부드러워지는 걸 느꼈습니다. 피부는 조금 더 심해지는거 같았는데 많은 변화는 없었구요.

그냥 아무 생각없이 복용을 계속했는데... 항상 감기를 달고살던 저는 그해 겨울 감기 한번 걸리지 않았고... 피로한 것도 많이 좋아지는 걸 느꼈습니다.

저의 아토피 증상은 겨울에는 조금 주춤했다가 봄에 많이심해지는데..

그해 봄에는 증상이 정말 좋아져서 야채스프의 효과에 감탄했었습니다 (거의 완치된 줄 알았어요). 하지만 아시다시피 야채스프 끓이는게 보통 귀찮은 게 아니잖아요.

몸이 좋아지니까 자연히 야채스프 먹기를 게을리하다가 끊어버렸습니다. 여름까지도 피부가 좋았었는데...

제가 지금하는 일이 컴퓨터 앞에 하루종일 앉아 있는 일이라서 그런지 피부가 다시 심해졌습니다.

그래서 다시 야채스프를 복용하려구요.

지금 이틀째 되었는데... 명현 반응 때문인지 피부가 너무 심해요.

앞으로 증상에 대해 자주 올리겠습니다.

가장 좋은 약은 병을 이길수 있다는 믿음인 것 같아요.

모두 힘내세요.

6. 대장암말기 판정을 받고

글쓴이 | 예수사랑
날 짜 | 2005. 01. 18

지난 8월 19일경이었다. 어느덧 한여름의 찌는듯한 더위도 한풀 꺾이고 있을 즈음, 갑자기 열이 나고 더웠다 추웠다를 반복하는 것이었다. 처음에는 몸살 정도로만 알고 아스피린만 복용하였더니 가라앉는 듯 하더니 더욱 심하게 몸이 떨리는 것이었다. 근처 의원엘 갔더니 좀 더 큰 병원으로 가보라는것이었다.

2차 진료기관에서 MRI와 CT 촬영을 하였더니, 대학병원으로 가보라는 것이었다. 그때까지만 해도 무슨 별일이야 있겠나 싶었다. 순천향 대학병원에 1주일간 입원하여 각종검사를 마치고는 청천벽력 같은 소리를 듣게 되었다. 대장암 말기에 간으로 전이가 되었다는 것이다. 둔기로 머리를 얻어맞는 느낌이었다. 그자리에 털썩 주저 앉아버리고 싶은 몸을 가까스로 추스리고 하나님께 매달리며 기도하였다. 그래 아직 감기도 못잡는 현대 의학 아닌가. 수술을 권하는 의사의 말을 뒤로 하고 병원문을 나섰다.

마음은 혼란스러웠지만 하나님께서 다른 방법을 주실 거라는 믿음이 마음 속에 서서히 자리잡기 시작하였다. 그때 동네 약국을 경영하시는 약사이자 교회 집사님께서 야채스프를 권하여 주셨다. 약사라는 믿음 때문인지는 몰라도 내마음에 쉽게 받아들여졌다.

이제 복용한지 3개월 동네 의사 선생님께서 얼굴이 많이 좋아졌다고 한다. 체중도 2킬로 정도 늘었고 몸에 힘도 많이 붙었다. 그리고 엄지 손톱만한 단단한 살덩어리 6개정도가 변과 함께 섞여 나왔다. 이것이 암덩어리인가보다 하는 느낌이왔다. 이제는 암과 싸워 이길 수 있다는 자신감이 생겼다. 나는 기독교인이라서인지 종교의 힘이 나의 정신적인 면에서 큰 힘이 되었음을 인정한다. 이제는 인라인스케이트를 1시간씩 격렬하게 타도 큰 어려움이 없다. 이 모든 영광을 하나님께 돌립니다.

7. 위암 말기에서 기적적으로 살아나다.

글쓴이 | 허브큐
날　짜 | 2005. 01. 18

이 이야기는 제가 직접 경험한 이야기는 아니고 우리 사무실에 자주 오시는 분의 남편분의 체험담입니다.

2004년 초 위가 아픈 증상이 있는 남자분(40대후반)이 여름이 되어서야 충주에 있는 종합병원에 검사를 하러 갔는데, 실로 청천벽력과 같은 말을 들었습니다. 위암 말기로 손을 댈 수 없으니 다른 큰 병원으로 가보라는 것이었다. 그래서 소견서와 각종 자료를 가지고, 그래도 인근에서 가장 유명하다는 원주 기독교 병원으로 입원하였다.

그런데 거기에서도 마찬가지, 지금 위암으로 위가 꽉 막혀 아무것도 먹을 수 없으니, 돌아가시 전에라도 맛있는 것 먹고 갈 수 있도록 음식이 위를 통과할 수 있도록 하는 수술이나 해주겠다고 해서 그런 수술만 받았다. 길어야 보름이라고 하였다.

집에 돌아온 부인은 다른 방법이 없을까 알아보다가 야채스프로 말기 암환자를 많이 고쳤다는 이야기를 듣고, 그 이야기를 해 준 분의 소개를 받아 야채스프를 해서 꾸준히 남편에게 복용시켰다. 야채스프 먹는 시간이 아닌 때는 신선한 야채즙을 해서 먹었다고 했다.

이렇게 얼마동안 하니, 남편이 뜬금없이 낚시를 하러 호암지로 가겠다고 했다고 한다. 그래서 부인은 남편이 이제 여생이 얼마 남지 않아 삶을 정리하려고 저러는가 보다 했다고 한다. 그런데, 이상하게도 시한부인생 선고를 받았으면서도 얼굴에는 화색이 갈수록 더 돌더란다.

정기검진을 위해 얼마 후 다시 원주 기독교병원을 찾았더니, 의사 왈 '건강에 이상이 없다' 고 말하더란다. 부인은 하도 이상해서 의사를 다시 한번 만나 확인해 봤다고 한다. 선생님이 지난번에 왔을 때, 보름밖에 살지 못할 것이라고 집에 가서 남편 죽기 전까지 잘 해먹이라고 해 놓고 지금에 와서 아무 문제가 없다고 하니 뭔가 잘못된 것 아닌가 라고 말이지요.

이러니까 의사가 화들짝 놀라면서 하는 말이 아니 뭐를 드셨길래 이렇게 좋아졌느냐고 묻더랍니다. 그래서 야채스프 이야기를 들려주었다고 하더군요. 지금은 암세포가 거의 사멸했다고 합니다. 아직은 재발 위험을 걱정해서 야채스프를 계속 드시고 있다고 하더군요.

그야말로 야채스프로 새생명을 다시 찾은 것이죠.

저는 친구의 이야기를 듣고, 인터넷을 뒤지다가 이 카페에 가입했는데요. 우리 부모님이 모두 건강이 안 좋아서 뭐 해 드릴만한 것이 없을까 해서 찾던 중 야채스프 요법이 돈도 많이 들지 않고 방법도 쉬울 것 같아서 권해 드리려고 자료를 구하던 중, 위의 이야기를 우리 사무실 경리를 통해 듣게 되었습니다. 이 이야기 주인공의 부인은 가끔 우리 사무실에 놀러 옵니다. 우체국에서 보험을 판매하는 분이거든요.

난 사람이 아프다면 먼저 '밥따로 물따로' 를 권해 봅니다. 아주 이상적인 건강법이자 수련법이거든요. 이 방법은 굉장한 인내와 자제력이 요구되기 때문에 중도에서 포기하거나 믿지 않는 분이 많아 실천하는 분이 거의 드물어요. 와이프만 조금 따라하는 정도고 다른 분들 아무리 권해보아도 흉내만 내다 말더군요.

이게 힘들다는 사람은 야채스프를 권합니다. 방법도 쉽고, 밥물보단 사회생활에 제약이 덜하기 때문에, 그리고 주변에서 이렇게 효과를 본 것이 확실한 실례가 있어서 더욱 그러합니다.

병으로 고통받고 돈없어서 병원가기 힘든 분들에겐 정말 희망의 빛 인 것 같아요.

다만, 야채스프의 재료들의 비율, 특히 크기에 따른 비율이 정확하지 않아서 가끔은 헷갈리기는 하지만서도...

8. 옆집 아저씨의 체험담

글쓴이 | soup1004
날 짜 | 2005. 01. 19

야채스프를 사랑하는 분들을 위하여 글을 올립니다.

옆집 아저씨께서는 3년전에 골육종으로 처음 진단을 받은 후 한 차례의 방사선 치료와 항암 치료 도중에 뇌와 폐와 직장으로 전이가 되었습니다.

병원에서는 항암치료를 계속받으라고 권유를 했지만 항암 치료를 받는 도중에 전이가 되다보니 더이상 병원을 신임하지 못하고 작년 2월부터 야채스프를 음용하게 되었습니다.

야채스프외에는 별다른 약을 쓰지않고 다른 건강 식품도 먹지 않고 현미밥과 잡곡밥 야채 위주로 식단을 짜서 식사를 하고 10개월이 지났습니다.

지금 현재 몸에 남아 있는 암세포는 모두 다 죽고 직장에만 조금 남아있는데 더 이상 자라지는 않고 정지된 상태라고 병원에서 진단이 나왔습니다.

그리고 병원에서도 정기적으로 검사외에는 치료받을 것이 없다고 합니다.

하지만 안타까운것은 뇌로 전이가 되면서 눈이 완전이 실명이 되었는데아직까지 회복이 되지 않고 있습니다. 하지만 온몸에 암세포가 다 퍼진거나 마찬가지인데 이렇게 회복이 된 것만으로도 하나님께 늘 감사하고 계십니다.

야채스프는 이심 전심 지속일 때 효과를 극대화 시킬 수 있습니다.

9. 신체가 건강하면 하는 일도 모두 잘돼요.

글쓴이 | 지킴이
날 짜 | 2005. 01. 21

막바지 겨울 추위가 맹위를 떨칠 기세를 보이는군요.
모두 감기 예방에 만전을 기하시기 바랍니다.
스프를 복용한지 벌써 세달 보름이 되었답니다.
신체적 변화는 말할 수 없을 정도로 건강해졌고 힘이 넘친답니다.
술을 많이 마셔도 다음날 멀쩡합니다.
다시 태어난 기분으로 매일매일 직장에서나 가정에서 활기차게 살아가고 있답니다. 두뇌 회전도 잘됩니다. 역시 건강이 최고라는 걸 다시 한번 실감하는 순간이기도 하답니다.

사례 1.
한달전 직원에게 소개를 해주었답니다.
보름지나 전화가 왔더군요
장어구이 대접한다구요.
이유인즉, 몸이 너무 좋아서 고맙다고...
야채스프(소변요법병행) 현미차 각각 600cc 하루 세번.

사례 2.
역시 같은 시기에 누님에게 소개를 해주었답니다.
특별하게 병은 없으나 일(이발소)이 힘들어 피곤하더랍니다.
한달 채 못되어 전화가 왔습니다.
직원과 같이 너무도 좋아지고 남들이 보면 얼굴 좋아졌다는 말은 기본이요, 폐경이 폐경 반대로 바뀌고 자신도 깜짝놀랐답니다.

하지만 장어구이 산다는 말은 않더군요.

야채스프만 아침저녁으로 400cc.

사례 3.

아내가 특별하게 병은 없으나 저보다 한달 늦게 복용했고 현재 밥맛이 좋아져 살이 찌고 혈색이 정말 좋아져 직장가서도 힘들지가 않더라고 합니다.

야채스프만 아침저녁으로 400cc 간혹 갈증날때 추가 복용.

저 역시 예전처럼 체중이 회복(2kg 증가)되고 있답니다

몸이 건강해지니 내일을 자신있게 그려나갈 수 있는 힘이 샘솟는 듯 합니다.

여러분!

의심하지 말고 믿고 실천해보세요. 정말 최고입니다.

건강하세요.

10. 투병일기(위암)

글쓴이 | 모모
날 짜 | 2005. 01. 21

아직 투병일기를 쓰기에는 길지 않은 기간이지만 혹 다른 분들에게 도움이 될까 하여 적습니다.

우리 엄마는 원래 위장이 약한 집안에서 태어나셨습니다.

외할아버지도 위암으로 돌아가셨거든요.

원래 만성 위염이 있어서 자주 체하고 신경쓸 일이 있으면 소화가 안될 때가 많았습니다.

두 차례 정도 병원약을 각 한 달간 복용한 적도 있고요.

그런데 오른쪽 옆구리와 등쪽에 통증이 자주 있다고 하고 너무 자주 체하고 체중도 평소보다 3kg로 정도 빠져서 아무래도 이상해서 12월 24일에 위내시경이랑 종합검진을 받았습니다.

위내시경을 받는데 의사가 위암 2, 3기 정도 되고 방광이 부어있다고 했습니다(위장끝과 십이지장 사이에 암이 있다고 했음).

지병으로 고혈압이 있고 감기 기운이 좀 있어서 기침 때문에 새벽에 잠을 한 두번 깨곤 했습니다.

그래서 엄마에게 야채스프와 현미차에 대하여 설명하고 여러 체험사례를 알려드리면서 12월 26일부터 야채스프와 현미차 각 3컵을 아침 전, 점심과 저녁 사이, 저녁 2시간 후에 드시도록 하였고, 음식에는 일체의 조미료를 쓰지 않았으며, 맵고 짠 음식을 피하였고, 소금도 구운 소금을 썼으며, 올해 1월 1일부터는 구운 마늘 3쪽과 살짝 익힌 표고버섯 1개를 식사때마다 드시도록 하고 밥은 현미잡곡밥으로 바꾸었고, 아침에는 찹쌀과 검정콩, 율무가루를 혼합하여 2숟가락, 솔잎가루 1숟가락을 김이나 신선한 야채로 싸서 생식으로 드시도록 하고 생청국장 1숟가락, 마 약간, 당근 약간, 대추 3개씩을 드시도록 하니 생식 드실 때가 밥 드실 때보다 속이 편하다고 하셨습니다.

껍질채 있는 견과류가 좋다고 하여 껍질있는 땅콩을 사서 간식으로 드렸습니다(껍질 없는 것은 신선도가 떨어짐).

현미잡곡밥은 잘 아시다시피 여러 번 씹는 게 좋고(70번-100번 정도 씹으면 좋음) 야채는 가급적 유기농을 쓰려고 노력했습니다.

그리고 클로렐라를 하루에 한 번 드셨습니다. 운동도 적당히 하시고요.

그런데 1월 15일에 체중을 재보니 감소되던 체중이 약간 늘었더군요.

어제 암 절제수술을 받으셨는데 집도의 말로는 암이 콩알만하다고 했답니다. 처음 발견시 0.5센티였는데 안 컸다는 이야기죠.

제 생각엔 야채스프 요법 덕인것 같습니다. 물론 음식과 운동도 약간은 도움이 됐겠죠.

수술은 염려해준 분들 덕택에 잘 끝났고요.

이 카페 주인장과 그동안 조언해주신 분들께 감사드립니다.

이제 시작이지만서도…

11. 간암 정말 어려운 병이지요?

글쓴이 | 너와 나
날 짜 | 2005. 01. 22

작년 3월 3일 서울 아산병원에서 간 절제 수술을 받았습니다.

0.7cm, 2.5cm 정도 두 개 였는데 초기라 했습니다.

1차로 천안 순천향병원에서 색전술을 했는데 수술은 잘 되었다고 하더군요.

그때가 1월 10일경이었습니다.

그리고 안해도 되지만 암 주변에 씨앗같이 세포들이 퍼져있어 곧 다시 생길 확률이 크다 하여 서울 아산병원에서 다시 절제 수술을 받았던거죠.

서울에서도 수술은 잘되었고 간병동이 아닌 일반 위병동에서 약 2주 정도 지켜보다가 아주 좋다고해서 기분좋게 집으로 왔습니다.

곧 다 낫기라도 한 양 평소의 식습관대로 남편은 좋아하는 음식을 찾았습니다.

피자에 통닭에 소고기에... 등등 안된다 하면 짜증을 부리니 스트레스 받아 더 심해질까봐 조바심치며 주곤 했습니다.

야채스프는 병실에서 이미 소문은 들었지만 그런 것을 믿을 남편이 아니지요. 수술을 3월에 했으니까 두 달후인 5월에 검사해 보고 또 7월에 검사를 했습니다. 계속 지켜보고 있는 거지요. 그런데 7월 검사에서 다시 암덩어리가 보인다 하더군요

빨리 생기지 말라고 절제까지 했는데 그렇게 빨리 다시 재발을 하다니...

8월에 다시 색전술을 했습니다.

역시 수술 결과는 좋다는 소릴 들었습니다.

두 번째 수술을 하더니만 정신이 좀 드는가 봅니다.

조금씩 마누라가 하는 얘기도 듣는것 같아요.

그러나 여전 야채스프는 못 믿습니다. 의사가 권한 것이 아니거든요.

의사 말은 절대 신봉 하는 사람이니까 믿을 리가 없었습니다.

내가 먼저 먹어보기로 했습니다.

건강한 체질이긴 하나 그래도 좋다니까, 피부도 좋아진다니까 먼저 실시를 했지요.

약 7일 정도 먹었는데 아이들이 하는 얘기가 엄마 모공이 줄어들었다는 겁니다.

사실 나이가 50이 넘으니 늙는구나 하는걸 막 느끼겠더군요.

그 무렵 거울 보는것도 싫어질 무렵이었는데 그후로는 웃으며 거울을 봅니다.

지켜보던 남편도 11월 중순부터 말없이 주는대로 먹더니만 좋아지는걸 느끼나 봅니다.

그리고 이번 1월 14일 검사하고 어제 서울 아산병원에서 검사결과를 보았는데 예상대로 AFP 수치도 낮게 나오고 다른 기능도 다 정상이라 나왔군요.

GOT, GPT수치는 7~80 으로 좀 높게 나오긴 했지만 걱정은 되지 않습니다.

지금까지 했던대로 야채스프를 기본으로 하고 발아현미밥에 신선한 야채, 과일, 신선한 공기에 적당량의 운동... 그러다 보면 더욱 좋아지리라 믿습니다.

앞으로는 녹즙도 간에서 받아 들일 수 있겠구나 하는 희망도 생기고...

아시겠지만 간이란게 다른 장기와 달라 제한이 많더군요.

보통 수술후에 좋다는 영양탕도 장어도 간에는 절대 금물이니까요.

그리고 특별한 약도 없고 할 수 있는건 면역요법과 식이요법 뿐...

야채스프 카페를 운영해 주시는 보우님 고맙습니다.

질 좋은 우엉도 공동구매해 주시고... 표고는 마침 농장이 가까이 있어서 구했고... 이제 겨울이 지나고 새 봄이 오면 더욱 좋아지리라는 기대가 가득합니다.

별 것도 아닌것 같은 야채스프가 사람을 웃게 하네요. 그리고 확실히 나을 것 같은 희망을 줍니다.

병원에 오고 가고 할 때에도 병에 담아 가지고 다니며 시간 맞춰 열심히 마십니다.

많은 분들도 좋은 결과 있기를 바랍니다.

12. 야채스프 정말 최고입니다!

글쓴이 | cuteangel
날 짜 | 2005. 01. 31

저는 이웃의 권유로 야채스프를 먹게 되었습니다.

먹은 지는 2달 반... 거의 3달 정도가 되었습니다.

야채스프를 먹고서 암환자가 좋아졌다는 말을 듣고 처음에는 반신반의로 먹기 시작하였지만 먹은지 1주일 정도가 되자 효과가 나타나기 시작했습니다.

병원에 가도 며칠만 없어졌다가 다시 생겨서 포기 했던, 10여년을 가지고 있던 알레르기 비염이 95% 이상 나았습니다. 처음 며칠 동안은 간지럽고 별로 나은 것도 없었지만 점차로 피부염도 좋아져 지금은 완전히 나았습니다. 2주일째에는 간지러움이 없어지고 3주일이 지나니 거의 다 나았는데 거의 3달 째 복용하고 있는 지금은 아토피와 비염을 찾아보기 어렵습니다.

그리고 야채스프를 계속적으로 복용해서 그런지 감기에도 자주 걸리지 않았고, 감기가 걸리려고 하다가도 야채스프를 먹어주면 언제 아팠냐는 듯이 다 나았습니다.

지금은 야채스프 매니아로 다른 많은 이웃에게도 권하고 있습니다.

야채스프 정말 최고입니다!

저희 가족은 모두 건강하지만 건강유지 차원으로 계속 먹고 있습니다.

제가 경험하건대 꾸준히 먹어야만 효과를 볼 수 있다는 것입니다.

님들도 좋은 효과 있기를 기원합니다.

13. 안구건조증 다 나았어요.

글쓴이 | 실버벨
날   짜 | 2005. 01. 31

저희 신랑의 이야기입니다.

눈도 별로 크지도 키가 별로 크지도 않지만 늘 사랑스럽고 멋진 남편입니다. 저희는 결혼한지 올해 만 12년째 되는 부부입니다.

날마다 컴퓨터와 씨름을 하다가 퇴근하는 남편은 어느날 부터인가 눈을 계속 깜박거리더군요.

왜 그러냐고 물었더니 눈이 아프다고 했어요.

그러면서 안과를 계속 다녔는데 안구 건조증이래요

인공 눈물과 치료 약을 계속 썼지만 그때 뿐이라고 하더군요.

그리고 항상 얼굴빛이 누렇게 되어서 핏기가 전혀 없었어요.

그러던 중 아는 동생이 야채스프를 아냐고 물어보더군요.

저는 모른다고 했지요.

"야채스프1004"카페에 들어가 본다음 확신을 갖고 바로 실천으로 옮겼죠!

신랑은 제가 권유하니까 억지로 먹더니 한달 정도 먹고 언니 집에 갔더니 "얼굴에 혈기가 돌아오고 너무 좋아보인다"는 말과 피곤함이 많이 없어졌다고 하면서 카페를 보더니 더욱더 스스로 열심히 먹더라구요.

며칠전 제가 알러지로 눈이 아팠는데 남편이 자기가 쓰던 인공 눈물을 주면서 저 한테 넣으라고 하더니... 우린 깜짝 놀랐어요..

생각해보니 야채스프를 먹은뒤 계속 안과를 안가고 약도 안넣고 지내고 있다는걸 알게 되었어요. 남편은 "야채스프 바로 그거였어!!"

우리는 다시 한번 야채스프가 우리에게 얼마나 유익한지 알게 되었답니다.

참고로 저희는 야채스프를 먹은지 3개월 되었어요.

중요한건 꾸준히 먹었다는 거예요.

질병과 스트레스가 많은 이 세상에 살면서 아프지 않고 살면 좋지만 그렇지 못하잖아요.

야채스프 열심히 해서 가족도 먹고 저도 먹고 건강 지키며 살아요.

감사합니다.

14. 대장암 수술 후

글쓴이 | 사랑마음
날 짜 | 2005. 02. 12

안녕하세요?

야채스프 회원 여러분!

1월 30일에 삼성의료원 입원해서 2월 1일에 대장암수술을 하고 왔습니다.

수술후 조직검사 결과는 간에 조금 큰것과 좁쌀만한 것들이 너무 많이 전이가 되어서 간 수술은 힘들다고 하더군요

물론 대장쪽에도 임파선으로 많이 전이가 되었다고 합니다.

하지만 수술 후 남편은 다른 환자들보다 훨씬 회복도 빠르고 죽과 식사도 잘 했습니다.

수술하기 전에 2주 정도 야채스프와 현미차를 복용하면서 등산도 조금 하고 갔습니다.

그래서 그런지 남편은 컨디션이 좋다고 했습니다.

제가 생각하기엔 야채스프 덕분이 아닌가 싶습니다.

2월 21일에 수술 후의 검사와 간에 대한 치료 의논후 항암 치료에 들어갈 것 같습니다.

퇴원 후에 바로 야채스프와 현미차를 복용하면서 야채와 현미잡곡밥으로 식이요법을 하고 있습니다.

물론 상황버섯 달인 물과 오늘 아침부터는 여러가지 뿌리채소로 된 녹즙을 해 주었습니다.

전 절대 남편을 포기하지 않을 겁니다.

야채스프회원들의 성공사례담을 믿으면서 꾸준히 최선을 다할 겁니다.

언젠가는 암세포가 반으로 줄었다는 소식을 접할 것이고,

또 이 다음에는 암세포가 없어졌다는 기쁜 소식을 전할 것을 약속 합니다.

단지 제가 걱정되고 염려되는것은 항암 치료받으면서 남편이 힘들어 할 때 그때의 걱정이 앞섭니다.

우리 남편 잘 이겨낼수 있겠죠.

행여 저희같은 경험있으시면 글 좀 남겨 주시기를 바랍니다.

여러분들의 빠른 쾌유를 빌면서 우리 모두 함께 희망의 끈을 놓지 맙시다.

15. 돋보기가 필요없게 됐어요.

글쓴이 | Erin
날 짜 | 2005. 02. 14

안녕하세요. 가끔 구경만 하다가 처음으로 글 남기네요.

마땅히 성공 사례라고는 할 수 없지만 알맞은 게시판이 여기 밖에 없네요.

저희 엄마는 위암 수술을 2년전쯤 하신 적이 있고 3달전에 다시 난소암 수술을 하셨어요.

야채스프 드신지는 2달이 조금 넘었네요.

제가 암에 대해서 너무 무식했던 걸 이제서야 안건데 암이 다른곳에서 발생하면 그걸 무조건 재발이라고 하더라구요.

그것도 모르고 난소암은 위암과는 완전 별개로 발생한 줄 알았어요.

또 그러길 바랬죠.

왠지 전이 됐다고 그러면 다른 장기나 임파선 같은 곳까지 다 퍼져서 재발한거 같잖아요.

그런데 암이 2번 걸렸다, 3번 걸렸다. 이렇게는 말하지 않죠. 재발, 전이 됐다고 말하지... 아무튼 재발했단 소식을 들었을땐 눈앞이 깜깜하고 억장이 무너지는 것 같았어요.

모든게 너무 원망스러웠어요.

인터넷을 뒤져보다가 야채스프를 알게 되었어요.

그런데 준비하는 데만 2주가 걸린거 같아요... 시작이 참 힘들더라구요

하루는 냄비때문에 고민하고 하루는 무청 때문에 고민하구... 또 하루는 버섯 때문에 고민하구... 한 곳에서 한꺼번에 구할수가 없잖아요. 그러던중 상황버섯 구하러 갔었구요.

야채스프 하긴 해야 되는데 과연 진짜 좋아질까 싶고 그러다 안되겠다 싶어 농수산물 시장 가서 왕창 장을 봤죠 진짜 왕창이요.

무 사면서 무청도 얻구요.

참, 야채파는 아줌마가 뭐하는데 야채쓰냐구...

야채스프가 암에도 좋다는데... 하시면서 혼잣말 하시던걸요.

저도 그땐 시작할 때라 무슨 말을 할 순 없었죠.

버섯 말리고 무청 말리고 하는데도 많은 시간이 걸렸어요.

그래도 즐겁던 걸요 왠지 그거 먹으면 좋아질 것 같았어요.

전 야채스프의 양을 4배 정도로 해서 큰 스텐으로 된 곰국 끓이는냄비에 끓였어요.

처음에는 슬로우쿠커에 하다가 넘 작고 넘쳐서 유리냄비(비젼)에 하다가 그렇게 결정한 거예요..

괜찮은 것 같아요. 양도 한 일주일치는 되구요.

야채스프 끓인 첫날 양을 잘 모르고 엄마가 양을 많이 드셨어요

솔직히 엄마는 그때까지 그냥 제가 야채스프 끓인다니까 그냥그냥 드신 거였구 저녁때 눈이 답답해서 죽겠다구 그러시더라구요

한 2일이나 3일 정도? 불을 켜도 안경을 껴도 눈에 뭐가 낀 것 같이 답답 하데요.

생각해보니 야채스 프때문인 것 같더라구요.

그후엔 눈에 띄는 반응은 잘 모르겠구 그렇게 2달 정도가 지났는데 참으로 기쁜 소식을 들었어요.

갑자기 눈이 잘 보인다는 거예요. 수술하고 나서 눈이 더 나빠졌고 어른 들은 항상 돋보기를 껴야지 책이나 컴퓨터를 보시잖아요.

어느날 돋보기를 꼈는데 너무 안보여서 벗었더니 다 보이더래요.

엄마가 너무 신기하다구... 저두 너무 신기하고 감사했어요.

그래서 요즘은 돋보기를 사용 안 하세요.

처음에는 반신반의 하면서 시작한 야채스프였는데 이젠 없어선 안될 중 요한것이 됐어요.

솔직히 상황버섯도 같이드시는데 그것도 좋은것 같아요. 피곤함도 많이 사라졌거든요.

제6부 나의 질병! 이렇게 극복했다

참, 저희 아빠도 같이 드셨는데 알고보니 처음 며칠 동안 눈이 너무 아파서 진통제를 드셨다지 뭐예요.

야채스프 때문인데 생각을 못하셨었나 봐요.아빠도 좋아지실거라 믿어요.

빨리 엄마 몸이 회복돼서 암하고 굿바이하고 지냈으면 좋겠어요.

글들 읽으니 피덩어리 같은 것도 나온다던데 더좋은 효과가 있길 바라구...

꼭 그렇게 될거라 믿고 기도도 열심히 하고 좋은 생각만 하려구요.

님들도 항상 건강하시고 늘 좋은 일만 함께 하시길 바래요.

16. 본인이나 가족중에 암환자가 있는 분들께

글쓴이 | 요하다
날　짜 | 2005. 02. 15

저 역시도 암을 치료하는 중에 있는 사람입니다. 병원에서 위암 3기라고 진단받고 수술을 권유받았으나 병원치료를 받지않고 자연요법으로 치료중에 있습니다. 작년 9월 진단받을 때는 죽만 먹을 수 있는 정도였으나 1개월 정도 뜸을 뜨고 밥을 서서히 먹을 수 있게 되었으며, 그 이후로 철저히 유기농 식단으로 바꾸어서 식사요법과 자연식 요법을 하고 있습니다. 요료법도 병행하고 있고 적당량의 한약도 병행하고 있습니다. 기공 수련도 병행하니 훨씬 기운이 나고 순환도 잘되는 것 같더군요. 또한 파동 요법도 병행하여 몸속에 있는 좋지 않은 기운도 제거하니 훨씬 나아지더군요. 또한 당연히 기도 하구요. 우연히 야채스프 요법을 접하고 이것도 응용하기 시작했습니다. 지금 현재는 단지 아직 위암 덩어리가 남아 있다는 것 말고는 겉으로 보기에는 아주 멀쩡하게 건강하게 요양하고 있습니다. 일하는 데도 지장이 없고, 등산도 거뜬히 잘하고요. 제가 그동안 여러 현대 의학적인 치료법과 자연요법을 공부해 보았는데 결코 암 때문에 인간이 쉽게 죽지 않는다는 것입니다. 참고로 제 이야기를 쓰는 이유는 많은 분들이 암이라는 진단을 받으면 환자가 기운이 꺾여서 암과 전쟁을 치를 수 없을 정도가 되어버린다는 데 가장 큰 문제가 있는것 같습니다. 더불어 가족들도 먼저 죽음을 더올리기 쉬워서 가정 전체가 완전히 기가 죽어버린다는데 가장 큰 문제가 있습니다. 결코 기죽지 맙시다. 기가 죽으면 결코 암을 이겨낼수 없을 것 같아요. 그리고 참고로 다 아시는 이야기이지만 암은 국소 질환이 아니라는 것입니다.

 암 덩어리만 떼어낸다고 치료되는 것이 아니라 전신적으로 암세포가 살 수 없는 환경으로 만드는 것이 무엇보다 중요하다고 생각됩니다. 실제로 1센티 이하의 암세포는 아직 의학적으로 발견할 수 없기에 수술 후에 항암 치료를 한다고 합니다. 보이지 않는 적을 향해 무기를 날리는 격이겠지요. 그런데 수술을 하고 나면 원래 생긴 덩어리는 제거되겠지만 보이지 않은 암세포는 더욱 잘자라게 된다고 하네요. 상황이 이러니 암을 대하는 태도부터 바꿔야 할 것 같아요.

 병원에서 포기한 말기암 환자도 스스로 살아난 사람이 주위에 많으니 결코 부정적인 생각하지 말고 치료하면 될 것이라 생각합니다.

 그리고 가족들이 환자 몰래 무엇을 하기보다 환자에게 용기를 갖고 암과의 싸움에 임하게 하는 것이 중요하지요. 그리고 환자가 싫어하는 수술이나 항암 치료를 강권하지 않았으면 좋겠어요. 저도 아내의 수술 강권을 이겨내기가 참 힘들었습니다.

 자연 요법으로 하다보면 처음에는 암덩어리가 더 커 질수 있습니다. 그때에 자연 요법에 실망하지 말고 더욱 철저히 해야 합니다. 왜냐하면 암을 알고 치료에 임할 시기는 인체가 암이 자라기에 가장 좋은 시기이니 초기에는 당연히 더 커지기 마련이지요. 자연 요법의 치료는 서서히 나타나기 마련이니 시간을 가지고 두려워하지 말고 용기를 내어 끈기있게 해야 합니다.

단 한가지 방법에만 너무 집착하지 말아야 하며, 그렇다고 좋은 것은 다해야지 하는 욕심도 내지 말아야 합니다. 환자의 의지와 건강 상태 가정의 경제적인 면도 고려해서 하는 것이 좋은 것 같네요. 글이 너무 길어졌네요. 다음에 또 올리지요.

17. 가족의 사랑이 필요합니다.

글쓴이 | 레나
날 짜 | 2005. 02. 26

1월 아버지의 길어진 감기증상(목쉼)으로 가까운 동네의원에서 큰 병원으로 진료받기를 권유하셔서 신랑이 근무하는 병원에서 먼저 CT촬영하고 폐쪽으로 이상함을 알았습니다.

사실 저희 집에서는 청천병력이었습니다. 재작년 여름 감기증상으로 시작한 오빠도 급성 골수성 백혈병이라는 병명을 얻었지만 다행히 큰오빠의 골수이식을 받고 지금은 많이 건강해졌거든요. 다만 재발만은 않기를 기도하면서 하루하루 조바심으로 생활하고 있거든요.

정확한 병명을 얻기위해서 열흘간을 입원해서 얻어낸 결과는 폐암 3기말 거의 말기에 가깝죠.

야채스프에 대해서는 작년에 알고 있었으며 오빠가 얼마간 먹었더니 간에 이상이 생겨서 그만 둔 상태였습니다. 조직검사로는 골수이식으로 인해서 오는 호전 반응 그런 거래요.

아버지는 드신지는 오늘까지 17일쯤 되구요 현미차도 함께 드시고 계시구요. 2월 6일 처음...

항암주사를 맞고 일주일 뒤 백혈구 수치가 낮아서 28일 다시 항암주사 맞으러 가야 되구요 21일 피검사랑 사진 찍은 결과는 사진상으로는 줄어든 거 같다는 의사의 말에 야채 스프를 드셔서 많은 도움이 되지 않았나 하는 생각을 했구요. 자리에 누울줄 알았는데 그렇치 않으며 머리카락이 많이 빠졌으며 기침도 간간히 하며 이틀에 한번 꼴로 대변 보고 목소리가 아직까지 쉰소리가 납니다. 현미, 율무, 보리등 잡곡식으로 바꿨으며 시금치에 청국장, 버섯요리 등으로 식생활을 바꾸어가고 있구요 식구들의 설득끝에 산책도 가끔하시구요. 지금 제가 제일 걱정되는 건 목소리 때문이예요. 혹시나 더 나빠지면 어쩌나 하는... 하지만 지금은 제가 믿는 신을 의지하는 것처럼 야채스프에 희망을 걸고 우리 가족 모두의 사랑을 믿고 있거든요.

여러분 모두도 '희망' 이란 단어 잊지 마시고요. 노력하세요. 우리의 가족 모두가 건강해지리라는 믿음과 가족 모두의 사랑의 노력이 기적을 낳는다는 걸요 전 체험했거든요. 모두 화이팅하세요.

18. 없던 생리가...

글쓴이 | 탱이
날　짜 | 2005. 04. 06

저희 언니가 작년 6월에 위암 절제 수술을 받았어요..
그리고 십이지장도 자르고 담즙 분비되는 곳도 자르고 12시간이나 수술

받고 나온 언니가 지금은 거의 정상적인 생활을 하고 있답니다.

항암도 8번만에 끝나고 아마도 야채스프 덕 아닌가 생각해요.

2004년 8월에 퇴원해서 지금까지 야채스프를 먹고 있거든요.

수술이후에 끊어졌던 생리가 다시 나오기 시작했어요. 암튼 너무 감사하고 있답니다.

환우분들 ... 또 병간호 하시는 분들 힘내시고 야채스프 꾸준히 드시면 아마도 좋은 날들이 오리라 믿어요.

언니는 4월 말에 CT촬영 검사 들어가요.

부디 좋은결과 있기를 바랄뿐입니다.

모두 힘내시고 화이팅!

19. 짧게 한마디 쓸께요.

글쓴이 | 아쿠아
날 짜 | 2005. 04. 08

저희 아버지는 당뇨가 있으셨는데요.

당뇨약도 계속 드셨구요.

병원에 입원해 계실 때는 먹는것도 없는데 당이 높아서 인슐린도 맞았구요.

그러던 어느날 저혈당이 왔어요.

새벽에 한 이틀 저혈당 증세가 있더니 그후로 당뇨가 없어지더라구요.

지금은 당뇨약도 안 드시고 식사하시고 당 체크를 해도 그리 높지도 않고 100~160 정도로 나와요.

야채스프로 효과 본 거 같습니다.

20. 7개월 전에 처음 접했던 야채스프 믿습니다.

글쓴이 | 쭈여니
날 짜 | 2005. 04. 09

전 태어날 때 부터 지금까지(지금 25살) 아토피와 지겹게 싸우고 있는 사람이에요.

2003년 12월 겨울에 그 동안의 스테로이드 리바운딩 현상이 극에 달해 온몸에 아토피가 퍼져 버렸어요. 온몸 앞 뒤로... 병원을 간 걸 두고두고 후회해요. 정말...

다음 해 봄까지 급한대로 한약을 띄엄띄엄 두달 치 정도를 먹고 유명한 한의원 가서 하루치 한약이 16,800원 하는(5,600×3) 너무 비싼 그 약을 한 달 먹고 많이 가라앉긴 했지만 경제적인 이유로 끊어야 했어요.

체질을 감별하는 데 얼마나 오래 걸리던지 1개월 치료 기간에 의사는 저에게 체질이 확실치 않으니 6개월 치료후에 가르쳐 준다고 했습니다.

아는 언니를 통해서 야채스프를 처음 먹어본 건 약 7, 8개월 전으로 기억해요.

야채스프 10cc를 먹기 시작하라고 했는데 '설마 반응이 그렇게 오려고' (붓고 빨게지고 열이 나고 가렵고... 등등 명현 반응을 의심) 하면서 30cc씩 먹었습니다. 먹고 3일째부터인가 얼굴에 오돌도돌 한동안 가라앉았던 아토피 증상이 올라왔습니다.

앗~! 짜증... 가렵고... 그래서 안 먹었죠.

일주일 쯤 지나 빨갛게 딱지 앉듯 생긴 상처들이 거의 없어져 갈 때쯤... 설마 하면서 다시 먹었어요. 물론 30cc 그랬더니 역시나~ 가라앉았던 얼굴이 다시 가려워지면서 볼 부분과 입 주위가 빨개지는 거에요.

정말일까 의심하면서 먹었는데 두 번의 경험으로 야채스프의 명현 반응이 정말 확실하구나... 하면서 다시 가라앉을 2주의 시간동안 야채스프를 끊었습니다.

다시 10cc로 시작을 해서 일주일 단위로 점차 양을 늘려서 50cc를 먹을 때쯤(이땐 명현 반응이 크게 나타나지 않아 다행이었음) 생리주기가 매우 빨라진 걸 알았어요. 원래 주기가 28일이었는데 19일로 바뀌었어요(당시엔 주기에 관한 건 몰랐다가 여기 게시판을 살피면서 아~ 그런 거였군. 하고 있음).

서너달이 지나고 그 다음은 20일 그 다음은 21일 그 다음은 22일로 정확히 하루씩 늘었어요.

그리고 지금은 26일이 지났는데 아직 안합니다. 정상으로 돌아올려나 봐요.

21. 절망 가운데서 피어난 기적

글쓴이 | 어머나
날 짜 | 2005. 04. 11

저희 아빠께서 작년 10월 직장암 말기로 수술을 받으시고 퇴원 후 야채스프와 함께 건강한 생활을 하셨지요.

그러다 올 2월 설날 즈음 부터 몸이 조금씩 안좋아지시더니 급기야 갑작스레 복수가 너무도 많이 차 올라서 길게는 5일 짧게는 3일 간격으로 복수를 빼내셔야만 하는 상황이셨어요. 복수가 차기 시작한 후로는 음식도 거의 못 드셨습니다.

의사는 복막으로 암세포들이 너무 많이 퍼져있고 암덩어리들이 너무도 많이 커져 있으며 간으로까지 전이되었다고 하더군요.

집에서는 너무도 힘들어 하셔서 3월 초 집 근처 의료원으로 입원을 하셨지요. 매일 매일 통증을 호소하시고 수면제와 진통제, 파스가 없이는 잠도 못주무시고 물 조차도 넘기기 힘들어 하시는 아빠... 어떻게든 방법을 찾아 보려고 수술받으셨던 삼성의료원으로 찾아가 항암 치료를 받기로 결정했습니다.

그러나 상태가 워낙 악화되었고 간이 너무도 많이 부어 있으며 아빠의 체력과 영양 상태도 바닥이 난 상태라 삼성의료원에서도 그냥 동네 병원으로 가서 복수를 뺄 수 있으면 빼 보고 드시고 싶은 것이 있다고 하면 드시게 하고... 그러는 게 나을 듯 싶다고... 항암을 하기엔 환자에게도 고통이고 시간이 너무나 아깝다는 말씀을 하시더군요.

삼성의료원에 입원하여 5일 동안 매일 영양제 항암제 복수 빼기를 반복하다가 치료가 거의 불가능하다는 말을 듣고 아빠는 앰블런스에 실려 동네 의료원으로 되돌아 오셨습니다.

아빠도 저희 가족들도 또 기도해 주셨던 교회 분들도 너무나도 절망적인 상황에 그저 눈물만 흘릴 수 밖에 없었지요.

그래도 저희는 끝까지 포기하지 말자 하고 기도했습니다. 그러다가 우연히 잘 아는 목사님께서 한 강도사님을 소개해 주셨고 그분과 함께 저희는 다시금 마음을 다잡고 기도를 했지요.

주사 바늘로도 뽑히지 않던 아빠의 복수가 소변으로 다 빠지셨고(물론 이뇨제도 드시지 않으셨지요) 진통제와 수면제 없이는 주무실 수도 없으셨는데 지금은 어떤 약도 주사도 맞지 않으십니다.

물도 잘 못드시던 아빠께서 매끼 조금씩 식사를 하시구요. 식사도 죽이 아닌 밥으로 드신답니다. 혼자서는 앉지도 일어서지도 못하셨는데 이젠 혼자서 머리도 감으시고 병실 밖으로도 걸어다니십니다.

까맣게 타들어갔던 얼굴과 온 몸의 간지럼증으로 인한 딱정이들이 사라졌구요. 얼굴빛이 환하게 바뀌셨고 차디차던 손과 발도 따뜻하게 되었지요.

이게 4월 5일부터 오늘까지 아빠께 일어난 기적입니다.

이제 기운만 조금 더 차리시면 바로 퇴원하셔서 수술 후 요양하시던 집으로 돌아가 다시 야채스프와 운동을 시작하고 더 열심히 기도하며 생활하기로 작정하셨습니다.

정말 절망 가운데에서도 기적은 있는 것 같습니다.

투병 중이신 모든 분들 희망을 잃지 마시구요 힘내세요.

그간 걱정해주셨던 분들께 진심으로 감사의 말씀 드립니다.

아참, 저희 아빠의 투병중이셨던 모습이 두란노 아버지학교 발행지 4월호에 나왔어요. 물론 그 사진 찍을 때 보다 지금은 더 수척해지시긴 하셨지만 그래도 혈색은 훨씬 좋아지셨답니다.

22. 주부 습진이 없어지다니...

글쓴이 | 목련
날 짜 | 2005. 04. 12

저는 야채스프를 석달 반 마시다가 석달 정도 끊었다가 다시 복용한 지가 넉달 정도 되었는데 여러 잔잔한 호전 반응과 더불어 효과를 보았지만, 그 중에서 가장 놀라운 것은 주부 습진이 거의 완치가 되어가고 있다는 것입니다. 근 7~8년간을 괴롭히던 이 습진은 아무리 조심을 해도 나를 가만 놔두질 않았답니다.

그런데 야채스프를 다시 마시기 시작하고 석달까지는 더 심해져서 우울했는데, 놀랍게도 넉달째 접어들면서 그 악명높은 습진이 하루가 다르게 사라지기 시작하더니 지금은 거의 자취를 감추었습니다. 얼마나 신기하고 좋던지...

나를 따분하게 지켜보던 남편도 이제는 같이 마신답니다. 한 달 정도 마셨는데 나보다 더 야채스프를 마시는 걸 챙긴답니다. 사람의 욕심이 한이 없다고 했나요?

저는 손발이 차고 저린 편인데 요즘에 더 심해져서 잘 때도 양말을 신는 때가 종종 있답니다.

게으른 제가 족욕이라는 것을 할 정도로 요새는 발(발바닥이 심하고)이 왜 그리 저린지 의문이 갑니다. 이것이 혹 호전반응이 아닐까? 이러다가 몸이 따뜻해 지면 얼마나 좋을까? 욕심이 아니기를 바라면서 오늘도 열심히 야채스프를 마셨답니다.

삶이 나를 속일지라도 되도록이면 긍정적으로 살려고 합니다.

23. 늘 배가 아픈 아이

글쓴이 | 정화
날 짜 | 2005. 04. 25

우리 작은 아들 이야기입니다.

지금 10살(만9세) 이고 초등학교 3학년이지요.

어릴 때부터 아무리 맛있는 것이 있어도 과식하는 법 없고 밥을 풀 때면 옆에서 "조금 주세요."가 습관적인 인사일 정도로 소식을 합니다. 대신 1시간 간격으로 간식을 찾는 통에 귀찮기도 하고 늘 바빴습니다. 문제는 초등

학교에 들어가면서 부터인데 아침에 학교가기 전 식탁에 앉아서 우선 "배가 아파~" 합니다.

"화장실 다녀와라" 하면 화장실에서 한나절을 보냅니다. "학교 늦겠다 얼른 나와" 하면 배가 너무 아파서 일어설 수 없다고 하지요. 그래서 지각한 적이 여러 번이고 그렇게 오래 앉아있다 나와도 배가 계속 아프다고 합니다. 옷을 갈아 입으면서도 신발을 신으면서도 가방을 어깨에 메고 현관을 나서면서까지 배가 아프다고 울상입니다. 종종 오늘은 학교에서 배가 너무 아파서 급식도 못 먹었단 소리 합니다.

그렇다고 변비냐구요? 전혀 변비 아닙니다. 그럼 학교가기 싫어서? 학교 가는 걸 무지 재밌어 합니다. 병원에서는 그저 장이 조금 약해서라고 합니다. 그게 일년... 이년이 되니 정말 힘들더라구요. 아이도 배가 아파 늘 힘들어하고 저 또한 아침마다 혹은 낮에도 배 아프다는 소리만 들려도 경기할 정도였지요. 원인은 없는데 늘... 배가 아픈 아이... 크면 괜찮을려나 하며 방관할 수 밖에 없었습니다.

이제 야채스프를 먹은지 100일쯤 되었습니다. 안 먹겠단 소리없이 꿀꺽~ 잘 먹습니다.

학교에서 우유... 의무적으로 마시고, 한참 크는 아이라 고기도 먹입니다. 인스턴트 간식 가끔 먹지요. 피자, 햄버거 아주 안 먹지는 못합니다. 그러나 아이는 더 이상 배가 아프다는 소리 하지 않습니다. 간혹 아침에 배가 아프다는 말 하지만 화장실 다녀오면 해소되지요.

예전처럼 늘... 배 아프다는 소리 안하니까 아이도 저도 너무 좋습니다. 그야말고 상쾌한 아침이랍니다. 혹시 제 아이처럼 늘... 배가 아프다고 말하는 아이가 있을 테지요? 그러면 망설이지 마시고 야채스프를 마시게 하세요. 효과 확실하니까요.

야채스프 꾸준히 마시고 튼튼한 사람 되자구요.

24. 확실하게 나은 잇몸

글쓴이 | 아이스크림
날 짜 | 2005. 06. 10

야채스프 마시고 확실하게 치료된 게 있어서 글 올립니다.

원래 전 치아가 정말 좋았습니다.

충치도 없고 튼튼 그 자체였죠?

근데 작년 겨울부터인가? 양치하거나 찬물을 마실 때 갑자기 잇몸이 시리다는 걸 느꼈습니다.

이빨을 자세히 살펴보니까... 이빨 몇개에 잇몸이 약간 패여 있더라고요.

정확히 말하면 아랫니 3개 윗니 1개가 패였습니다.

패인곳을 손톱으로 만지작거리니까 이빨이 정말 시리더라구요.

그게 원인이었습니다.

제 친구가 인천에서 치과병원에 수간호사를 하고 있어 물어보니까 양치질을 위아래로 잘 안하면 그렇다고 하는데... 저는 위아래로 정석으로 잘하는데 이상하게 잇몸이 패였더라구요.

올 봄에 치료하러 오라구 계속 그러는데 바쁘다는 이유로 안갔습니다.

뭐 그다지 불편함이 없어서 다른 곳에 신경쓰다보니 잊어버리고 있었습니다.

그러다가 제가 5월달에 야채스프를 마셨고 지난 번에 얼굴 가려움증에 시달리고 지금은 나았구요. 또 무슨 반응이 일어날까 하고 문득 스쳐지나

가다가 아무 생각도 안하고 있다가 생각해보니 잇몸이 분명히 시렸었는데...
제 잇몸이 안시린거예요.

제가 병원 치료를 한 것도 아니고 약도 사먹지도 않았고 뭐 특별히 신경써서 먹는 건 야채스프 외엔 없습니다.

그냥 여태까지 평소에 했던 것처럼 해 왔거든요

너무 신기해서 또 자세히 거울을 들여다 봤습니다.

근데 잇몸 패인곳에 새살이 새롭게 나고 있습니다.

아무튼 다른 표현으로 말하자면 잇몸 패인 곳이 메꿔진다고나 할까요.

확실하게 말하는데 지금은 이빨 시리지도 않구요.

잇몸 패인 곳은 메꿔지고 있습니다.

너무 희안한 일이죠?

이건 정말 확실한데 야채스프 때문인 것 같아요.

그리고 제가 정말 치료하고 싶은 것 한군데가 있긴 있는데 약간은 챙피한데요.

지금은 말할 수가 없구요. 아직은 별 반응을 못 느끼지만 확실히 치료가 되면 그건 그때 올리겠습니다.

다른 사람을 해 줄려고 야채스프를 만들고 있지만 저만 마시고 있고...

막상 당사자는 거부하고 있어서 그게 안타까울 따름입니다.

25. 아토피와 야채스프

글쓴이 | sechl
날 짜 | 2005. 10. 06

1. 야채스프로 아토피 완치는 힘들지만 관리는 가능

육류를 금해야 하며 열량 높은 음식은 삼가해야 합니다. 물론 장기간으로 야채스프를 복용하면서 외적으로 피부가 호전되고 양호해지는 경우가 대다수인데 이 정도이면 방심하는 경우가 있어서 음식을 막먹게 되더군요. 제 주위에도 육류대신 생선, 해물탕으로 체력을 유지하는게 중요합니다.

2. 야채스프나 현미차는 따뜻하게

야채스프나 현미차를 먹게 되면 방귀나 가스가 많이 차게 되는데 이 경우는 내장속이 냉하기 때문입니다. 한여름에 찬 음료나 찬 음식을 먹게되면 배탈을 겪게 되는데 바로 밖은 열감이 느껴지는 대신 속은 반대로 냉증이 생기기 때문입니다.

그런데 여기에 야채스프를 차게 먹는다면 더욱 냉하게 되겠죠.

아토피 환자들은 태음인이 많습니다. 간이 허하기도 하고, 대부분 오랜 채식으로 인해서 체력이 너무 약해져 있기 때문입니다. 야채스프의 주의사항인 육류를 금해야 하기 때문에 다른 음식으로 그 허해진 기를 채워져야 할 것입니다. 몸이 따뜻해야 병이 낫는다라는 글도 있듯이... 이왕이면 따뜻하게 그러지 못하다면 미지근하게 먹는게 좋을 듯합니다.

3. 아토피의 관리

물론 스테로이드와 항히스타민제로 얼룩진 피부와 오랜 채식, 영양부족으로 허해진 기혈을 야채스프만으로 고치기는 힘듭니다. 그렇다고 야채스프가 도움이 안된다는 말이 아닙니다.

치료법에 대한 많은 논란이 있어왔고, 효용에 개인차가 있을 수 있기에 함부러 권할 수도 없는 입장입니다.

그렇기에 중요한 몇가지만 설명드리면 일단 건강해져야 합니다.

체력, 운동, 한약, 야채스프 이 네가지만 잘 지킨다면 100%로 정상인 같은 생활은 불가능해도 불편하지 않은 선에서 인생을 즐길 수 있을 거라고 생각합니다.

대략 저의 의견을 적어 보았습니다.

전 배독+야채스프를 통해 아토피 치료를 하고 있습니다.

지금은 외상(습관적인 가려움)으로 고생하고 있지만 스테로이드의 중독에선 벗어났습니다.시작한지는 얼마 안됐지만 육류는 금하고 있고… 음식도 최대한으로 지키고 있습니다.

밥은 하루에 7끼는 먹는거 같네요. 배고프면 못 참는 성격이라 간식도 챙겨먹고, 배고프면 과자도 핫바 먹을때도 있어요.

야채스프는 하루에 1리터 가까이 먹는거 같네요.

배독을 통해서 땀을 배출해서 그런지 아직 명현 반응은 없네요. 좋은 보약을 먹는다니까 기분이 좋아서 왠지 조금만 있으면 좋아질거 같은 예감이… 아토피 환자분들은 저처럼 한약 대용으로 먹는다고 생각하시면 좋을거 같습니다. 치료제라고 생각하면 왠지 조급해지고 명현 반응에 겁내기 일쑤일테니까요. 그리고 명현 반응 중 가려움으로 고생하시는 분들은 꿀소주팩(꿀+소주) 비율은 7:3으로 바르시면 좋으실 겁니다.

우리 모두 아토피에서 해방되는 그 날까지 열심히 노력해요!

26. 신기해요.

글쓴이 | 깽이
날 짜 | 2005. 09. 11

두 달 전에 엄마가 대장암 4기 판정 받으시고 처음엔 많이 절망했는데 그래도 하는데까지 해보자 해서 병원 치료와 함께 이것저것 알아보다 야채스프 요법을 시작했지요.

야채스프1004에서 공동구매로 무청이랑 표고버섯도 구하고...

엄마가 지금 대장에서 간으로 전이가 되서 현재로서는 수술도 불가능하다고 해서 일단 암덩이를 줄여서 수술을 해보자 해서 항암 치료를 시작했습니다.

항암 1, 2차를 하는 동안 야채스프를 꾸준히 마셨어요.

원래 야채스프와 함께는 육식 금지지만 항암치료 중이니까 잘 드셔야 할 것 같아서 생선, 닭가슴살, 치즈 정도는 드시고요.

2차 후에 CT를 찍어 봤는데 어느 정도 진전이 있다고 해서 같은 약으로 3차 들어갔지요. 확실히 야채스프랑 같이 해서 그런지 남들만큼 부작용이 심하지 않은 것 같았어요.

물론 구역질 나고 피곤하고 그러긴 하지만 의사 선생님 말이 여자 치고는 굉장히 잘 버티고 계시대요.

명현 반응으로는 마신지 3주 정도 지나서부터 숨이 차고 한 달 지나서부턴 땀이 많이 나는 증상이 있었어요.

체중도 좀 줄었고요.

항암치료 중이니까 무조건 체중이 줄면 안좋을 거라고 생각해서 전전긍긍했는데 생각해 보니 명현 반응 같더라고요.

저희 엄마가 평균 체중보다 조금 더 나가시거든요.

숨 차는 증상은 지금은 없어졌고 땀 나는 증상도 거의 없어졌어요. 체중도 더 이상 줄지 않았구요.

그런데 오늘 엄마가 갑자기 눈이 좋아진 것 같다고 하시는 거에요.

엄마가 십 년 전부터 돋보기 끼고 계시거든요.

근데 젊어선 눈이 좋아서 안경 끼신 적이 없는지라 귀찮다고 평소엔 잘 안 끼고 다니시는데 확실히 안경을 안 써도 전보다 작은 글씨가 잘 보이신다는 거예요.

그 말을 듣고 깜짝 놀랐어요.

솔직히 매일 야채스프 끓이면서도 효과에 대해서는 반신반의 했거든요.

특히 체험담 읽어보고 어떻게 나쁘던 눈이 좋아질 수 있나 했는데 정말 이런 효과를 보니 놀라운 마음 뿐이에요.

엄마도 확실히 믿음이 생기셨는지 구역질 때문에 힘들어하시면서도 야채스프는 꼭꼭 챙겨드세요. 맛없다고 투덜거리면서도...

아직 작은 성과이지만 더 기대해 보렵니다.

꼭 엄마가 이겨내실 수 있을 거라 믿어요.

27. 여러분 희망을 가지세요.

글쓴이 | 감풍
날 짜 | 2005. 07. 20

너무 오랫만이죠?

솔직히 직장에 일이 많아 자주는 못 들어 왔었지만, 또 다른 이유는 7월에 검사가 있어서 결과가 나오면 올리려 했었습니다.

저희 어머님은 아주 정확하게 잘 지키시고 야채스프가 마지막이다 생각하시고 열심히 실천하셨습니다.

오늘 결과 보고 왔고요. 너무 좋은 소식을 들었습니다. 전 좋은 소식이 있을 거라 정말 믿고 있었거든요.

지난 번에 한달 복용하시고 CT 결과에서 종양이 커져 있었잖아요? 너무 조바심이 나서 글도 올렸었죠. 많은 분이 격려해주시고 희망을 주셔서 잘 이겨냈습니다.

오늘 결과에서 3개의 종양이 있었는데요, 3개다 줄어 있었구요. 작은 하나는 거희 안 보일정도로 작아 있었습니다. 제 눈으로 보기에도 4월에 찍은 CT보다 작아보이더라구요.

너무 기쁘죠? 지금 다녀오자마자 올리는 겁니다. 여러분들이 더 기뻐 하실것 같아서요.

희망을 가지세요! 꼭이요.

그리고 내일 원자력 병원에 예약 해놓았습니다. 어느 분이 싸이버 나이프라고 방사선으로 치료하는게 있다고 해서요. 문의 드렸더니 CT 촬영 복사와 소견서를 가지고 와보라 하네요.

치료가 가능만 하다면 환자에게는 시행 후 고통도 전혀 없다 하네요. 자세한 건 내일 진료 받아봐야 할 것 같습니다. 혹시, 암 초기시거나 전이암이라도 종양의 갯수가 적고 크기가 크지 않으면 가능성이 있다고 하니 참고 하세요.

읽어 주셔서 감사드리고요. 야채스프1004 카페 여러분이 같이 걱정해 주시고 도움의 말씀주셔서 정말 감사드립니다. 좋은 일로 보답드리니 정말 기쁘네요.

28. 나에게도 기적 같은 일이...

글쓴이 | 코스모스
날 짜 | 2005. 07. 21

우리 신랑이 작년 5월에 대장암 판정을 아주대에서 받을 때는 정말 청천벽력같은 소리를 들어야만 했습니다.

간에까지 전이가 됐는데 6개월 애길 하더라구요. 간에도 좌엽과 우엽에 모두 3개가 있고요.

희망을 버리지 않고 서울아산 병원에 대장 최고의 권위자인 김진천 선생님을 찾아간 것이 정말 행운이었습니다.

김진천 선생님은 희망이 있으니 해보자구 하셨구요. 그래서 그분만 믿고 투병생활을 시작했습니다.

이제 갓 태어난 두달 된 아들이 있었고 위에는 3살 된 누나가 있었고요.

정말 작년에 너무 힘든 시간이었던 것 같습니다.

그러던 중 이책 저책 암에 관련해 읽어본 것이 30권이 넘더군요.

암이 무엇인지... 왜 생기는지... 항암치료의 목적은 무엇이진... 어떤 치료가 있는지 등...

여러 분야의 책들을 닥치는 대로 읽으면서... 많은 의학 지식이 생기더군요.

병원 의사보다도 내가 더 잘 설명해주고 이해시켜준다고 남편이 얘기하더군요.

그러던 중 어느 지인이 야채스프를 한번 복용해보라고 권해서 그날밤에 야채스프 재료를 구하러 마트에 갔지만 무청을 구하지 못해서 실패하고 다음날 무청을 구하면서 저의 야채스프 끓이기는 시작되었죠.

지금까지 하루도 안 빼먹구 1년하고도 2개월...

정말 야채스프가 놀라운 것은 대장을 작년 6월에 절제하고 항암치료를 시작했죠.

제일 중요한 것은 운동이라 생각했고, 항암치료도 체력이 뒷받침이 되어야 하겠기에 먼저 등산을 하라고 했습니다. 매일 야채스프도 먹고요.

항암치료 1년 12번을 무사히 받으면서 한번도 우리 남편은 다음에 와서 주사 맞으세요 소리를 안 들었습니다.

'항상 O.K 좋습니다.' 야채스프가 면역력을 많이 키워주거든요.

모든 수치가 정상이었습니다.

그러면서 올 7월달에 간에 있는 암이 많이 줄어 들었으니 수술하자고 했습니다.

2개가 있는데 하나는 가장자리에 있어서 잘라버리고 2cm 하나는 자를 수가 없어서 고주파로 쏘자고 했습니다.

그런데 이게 왠일입니까... 글쎄... 힘든 위치에 있어서 고주파로 쏘자고 했던 3cm 되는 크기가 암이 아니라지 뭡니까... 하나는 무사히 잘 잘라내고...

야채스프를 잘 복용해서 암덩어리가 죽은 세포로 변형된 것 같습니다.

의사 선생님 말씀이 "특별한 환자라고 하더군요" 그런 환자보기 힘들다고... 기계상에서도 암인줄 알았는데 열어보니 암이 아닌 경우가 말이예요.

얼마나 그날 기쁜 하루였는지 모릅니다... 1년 넘게 정성으로 신랑 살려보겠다고 현미차랑 야채스프랑 꾸준히 잘먹인 결과 라고 생각합니다.

저희는 맹세했죠... "정말 죽을 때까지 야채스프 끓여줄테니까 먹으라고" 수술하고난 지금도 회복도 너무 빨라 7월 6일날 대수술을 받았는데도 환자같지도 않고 벌써 등산을 다닙니다. 예전보다 얼굴 혈색이랑 체력이 많이 좋아졌다고 아시는 분들마다 얘길하십니다. 정말 뿌듯하죠.

아무튼 환자 가족 여러분... 절대 포기하지 마세요... 전 포기가 안되더라고요... 생각도 안 해보고요.

뭐든지 열심히 하면 될거란 믿음이 있어요..

안되는 일은 없을 거예요. 전 그렇게 믿고 싶어요.

그리고 진짜 제일 중요한 것은 항암 치료할 때 야채스프를 먹어야 되는지 안되는지 고민하시는 분들이 많은 것 같은데 그런 고민하지 말고 드세요. 정말 좋습니다.

그럼 모두 화이팅...

29. 췌장암을 고친 사례

글쓴이 | 정화
날 짜 | 2005. 07. 27

췌장암을 야채스프로 이겨낸 분을 만났습니다. 아니 그분은 멀리 떨어져 있어서 직접 뵙지 못하고 그 아내되는 분을 만난 거지요. 혹시 췌장암 투병 중이신 분들께 도움이 될까 싶어 글 올립니다.

남편은 6년 전 46세 때 췌장암 3기(임파선 전이) 판정을 받고 약간의 위와 췌장 전부를 절제하는 수술을 했답니다. 방사선이나 항암 치료는 하지 않았고 1년 동안 인터페론을 맞았다네요.

야채스프는 수술하는 동안 병원에서부터 마시기 시작했고 인터페론은 1년 동안에도 쉬지 않았답니다.

병원에서 고단백 음식을 섭취하라고 해서 자연산 장어와 풍천 장어를 건강원에서 즙을 내어 꽤 오랫동안 마셨다고 합니다. 음식은 인공조미료를 전혀 사용하지 않았으나 최근에는 회식자리가 많아 밖의 음식을 자주 먹는 편이어서 음식 조절을 따로 하지는 않지만 술과 담배는 금한다고 하더군요.

  야채스프는 시간을 맞춰서 마시기보다는 손수 끓여서 물 대용으로 자주 마시고 있다고 하는데 직장 관계(은행근무)로 서로 떨어져 있어 정확한 내용은 잘 모르고 있는 듯 보이는군요. 그 동안 재발은 없었냐고 물었더니 수술 2년 후, 4년 후 '종양 표식자' 검사에서 암 수치가 너무 올라 CT 촬영했는데 이상은 없었지만 병원에서는 재발이라고 표현을 했다고 합니다. 아내되는 분의 말씀으로는 암은 언제 재발할지 모를 일이고 주변에서 8년만에 혹은 15년 후에도 재발하는 걸 봤다면서 '완치' 라는 표현을 쓸 수 없다고 하더군요. 아내되는 분은 청주 도청앞에서 '보문당' 이라는 도자기나 찻잔 고가구등을 파는 가게를 운영하시는데 바쁘신 관계로 오래 붙잡고 시시콜콜 물을 수가 없는 상황이었습니다. 남편분의 이야기를 카페에 올려도 되겠냐고 물었더니 자기는 꼭 야채스프 때문에 나았다고 단정할 수 없다고 하더군요. 무엇보다 신앙의 힘이 컸다고...

  남편도 자기도 신앙의 힘으로 이겨냈다고 확신 한다고 합니다. 발병 이후 지금까지 새벽 제단(기도)을 하루도 빠짐없이 쌓고 있으며 하나님으로부터 '말씀' 으로 '꿈' 으로 낫는다는 응답을 받았다고 하더군요. 투병 중 신앙은 무시할 수 없는 힘입니다. 저는 신앙을 가지고 있지 않지만 그 분 말씀이 공감가더군요. 마지막으로 그 분이 하신 말씀은 "남편에게 평생 동안 야채스프를 마시게 할 거예요" 였습니다.

  가까이에서 투병을 지켜본 아내지만 본인의 보이지 않은 노력까지 알 수는 없는 일... 우리는 종종 그것을 간과하고 있습니다. 췌장암이 예후가 좋지 않은 암이라고 하지만 분명 기적을 이룬 사례가 있으니...

  암을 이겨내겠다는 의지만 있다면 누구에게나 기적은 찾아온다고 믿습니다.

투병중이신 분들 힘내세요.

30. 설암 수술후...

글쓴이 | sarah
날 짜 | 2005. 08. 16

제 남편이 6월 18일쯤에 설암이라는 무서운 소식을 접하고 그래도 운 좋게 야채스프를 23일부터 복용했습니다.

그후 8월 4일로 서울 삼성병원에서 수술 날짜를 잡았어요.

우리 신랑은 많이 피곤한 것 빼구 별 큰 부작용이 없었어요.

복용하고 얼마후 높았던 혈압이 정상이 되었고요.

그제서야 야채스프의 효력을 믿더라고요.

그리고 조직 검사하고 도려냈던 부위가 별 표시없이 아물더군요.

사실 남편이 수술을 받지말자더라고요.

아프지도 않고 다 나은것 같다고...

그래도 그렇나요? 불안하게...

야채스프 꾸준히 복용하며 드디어 8월 4일날 혀 일부를 도려내고 임파선 절제술까지 했죠.

일주일 입원, 퇴원후 회복도 빨라서 5일만에 진통제, 죽도 끊고 밥 먹었어요.

어제 병원에 갔더니 수술부위를 조직 검사 했더니 암세포가 발견되지 않는대요.

항암도 방사선도 약도 필요 없이 한달에 한 번씩만 검진 받으러 오라네요. 혹시나 재발 때문에 회복도 엄청 빠르다며 의사 선생님이 기뻐하기보다는 약간 황당해 하세요. 혀밑 염증을 1년 동안 가지고 다녔거든요. 참 무지했죠.

이제 새살만 돋아나길 기다립니다.

그리고 전 임산부인데 비염으로 후각을 완전 상실했거든요.

며칠전 부터 복용하고 있는데 꼭 성공담 올릴께요.

참 그리고 상황버섯 달인 물이랑, 느릅나무 달인 물, 청국장가루를 먹었고, 토마토, 바나나도 자주 먹었습니다. 모든 국이나 찌개에는 멸치, 무우, 표고, 다시마 달인 물 사용했고요.

제7부 생활에 도움이 되는 민간요법

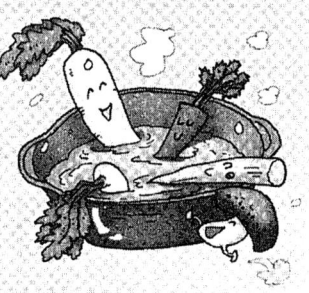

생활에 도움이 되는 민간요법

민간요법(民間療法)이란 민간에서 흔히 사용되는 질병 치료법으로 민간에서 의사가 아닌 사람이 행하는 치료법이다. 생약을 단방(單方)으로 쓰는 민간약을 비롯하여 지압, 정골, 안마, 온천욕, 사혈등 물리적 요소가 기본이 되는 요법이다. 주술(呪術)에 의한 미신적 요법, 신앙에 의한 정신요법 등이 모두 이 범주에 든다. 민간요법은 어느 민족이나 그 민족 고유의 민간요법이 있기 때문에 지혜의 민족으로 더 훌륭한 것이다. 까마득한 옛날부터 오랜 세월 동안 그 민족이 병마와 싸우면서 축적해 온 경험의 산물이다. 민간요법으로 응용되는 약재들은 하찮은 나무 껍질, 풀뿌리에서부터 동물이나 광물까지를 모두 포함하고 있으며 이런 약재들은 우리가 살아가는 자연 환경 속에서 얻어지는 산물이다. 이들은 우리의 일상생활과 매우 밀접한 자연 생물체이므로 민족 주체성과도 관계가 있다. 어느 나라 민족이든 그 나름의 민간요법은 전하게 마련이고 숨어있는 신비의 생명체들은 병들고 피로한 생명을 구하는데 수많은 공헌을 해왔다는 사실을 부인할 사람은 아무도 없다. 단지 이런 사실들이 과학적으로 입증될 것인지 아니면 타당성이 없는 것인지가 문제로 남는다. 민간요법에 이용되는 자연에 산재되어 있는 각종 약재는 채약 시기가 각기 다르므로 가능하면 절기에 따라서 채취해야만 유효성분을 최대한 높일 수 있다.

예를 들어 칡뿌리는 새싹이 돋기 전 봄에 채취해야 하며, 패랭이꽃과 약쑥은 초여름에 수확하고 황배, 참외꼭지는 여름이 적기이며, 모과는 가을에 채취해야 한다.

민간요법은 귀중한 생명을 다루는 것이므로 항간에 떠도는 말만 듣고 사용할 수 없는 까닭에 그 사용법을 제대로 알아야 한다.

첫째, 자연식품이나 민간약을 분별없이 소개하고 과다하게 선전하는 것을 잘 분별해야 한다. 독성 성분이 들어있는 것은 부작용을 일으키기 때문이다.

둘째, 확실한 근거, 곧 치료의 과학적인 근거나 임상적 사실들이 정확하게 나타난 것을 사용해야 한다. 아무리 믿을 만한 사람이 말하더라도 약에 대해서 신빙성이 없고 전적으로 그 분야의 전공자가 아니면 잘 알아보고 써야 한다.

셋째, 정확한 약재라도 채취 시기에 따라서 그 효과를 볼 수도 있고 도리어 큰 피해를 볼 수도 있다. 예를 들면 복숭아나 살구씨는 완전하게 익지 않으면 유독 성분이 있어서 치명적인 손실을 준다.

넷째, 독성 성분이 들어있는 초오, 부자, 석산 등은 전탕 시간을 오래 하여 유독 성분을 파괴시켜야 하고 해독 약재를 함께 써야 부작용을 최소한 줄일 수 있다.

다섯째, 동물성 약재는 내장과 머리, 꼬리 등을 떼어내고 써야 독성 물질과 불필요한 부분을 제거시킬 수 있다.

민간요법의 달이는 법과 복용법을 살펴보면 물을 붓고 끓여서 유효성분을 추출해 내는 것은 효과를 빨리 얻기 위해서이다. 수용액 상태에서는 위장에 피해를 주지 않고 쉽게 흡수되기 때문에 속효를 볼 수 있다. 그리고 가루약이나 환약보다 만들고 먹기에 간편해서 이 방법을 선택하게 된다.

첫째, 달일 때 쓰는 용기는 곱돌솥이나 오지 약탕기를 쓰는 것이 가장 좋지만 달이는 동안 줄어드는 약물을 직접 볼 수 없기 때문에 태우는 경우가 많다. 스테인리스나 알루미늄 용기는 달이는 과정에서 화학반응을 일으켜서 효력을 감소시킨다. 뿐만 아니라 약효 성분 가운데 탄닌은 더 빠른 속도로 변화하며 인삼, 도라지, 잔대, 더덕 등은 철기와 접촉하면 쉽게 변한다. 이것은 아직까지 이유가 밝혀지지 않았으나 효능에 현격한 감소를 나타내므로 피해야 한다.

둘째, 약을 달일 때에는 대개 물을 약의 3, 4배 가량 붓고 끓인다. 약을 끓일 때에는 불을 약하게 하며 10, 20분 경과되면 끓는데 약액이 넘치지 않도록 뚜껑을 약간 열고 서서히 끓인다. 약을 달이는 시간은 향기가 많은 방향성 정유가 들어있는 약과 꽃, 잎 종류는 30분에서 1시간이 적당하며 뿌리나 나무 껍질은 2, 3시간이 좋다. 약을 달이는데 많은 시간을 들이는 사람이 있는데 이 방법은 도리어 약효 성분을 감소케 하는 결과를 가져오고 또 단시간에 고열로 달이는 것도 성분에 큰 변화를 가져온다.

셋째, 달인 약은 더운 방이나 실내에서는 쉽게 변질되므로 서늘한 곳이나 냉장고에 보관하는 것이 좋다. 그리고 되도록 2일 이상 경과하지 않도록 한다. 오래된 것은 유효 성분에 변화를 가져오기 때문이다.

넷째, 약물은 따뜻할 때 복용하나 독성 약재는 찬 것을 복용해야 한다.

다섯째, 복용시간은 병에 따라서 다르지만 병이 팔다리, 머리에 있으면 공복에 마시고 콩팥이나 방광, 자궁 등에는 식사 전에 복용하며 위, 간, 폐, 심장에는 식사 뒤에 복용하며 하루 3번으로 나눠 먹는다.

1. 체질 감별

체질의 사전적 의미는 신체적 특성과 성격을 쉽게 요약한 것으로 나타낼 수 있다. 동양에서는 동양의학의 경전 황제내경(皇帝內經) 영추(靈樞) 72편 통천편(洞天篇)에 음양오행상 음양이론을 바탕으로, 사람의 체형을 다섯 가지로 분류하고 있는데 태음인(太陰人), 소음인(少陰人), 태양인(太陽人), 소양인(少陽人), 음양화평지인(陰陽和平之人)으로 분류 하고 있으며 오행이론에 맞춰 영추 64 음양이십오인편에, 목형(木形), 화형(火形), 토형(土形), 금형(金形), 수형(水形)의 오태인(五態人)으로 나누고 있고 이는 아직까지도 의학에 참고 자료로 이용되고 있다. 조선말 이제마는 동양의학 음양론에 있는 음양화평인을 빼고 이 세상 사람을 네가지로 나누어 분류한 것이 흔히 우리가 말하는 4가지 사상체질이다.

1. 태양인

(1) 신체적 특징

- 상체가 크고 하체가 빈약하고 머리가 크다
- 폐의 기능이 좋고 간의 기능이 약해 앉아 있지 않으려 하고 서 있지 않으려 하고, 걷기도 하지 않으려 하며, 하체가 약해 누우려 하거나, 기대려는 경향이 있다.
- 눈이 작으며, 광채가 나고, 눈매가 날카롭고 하관(턱)이 빠르다.

- 청각이 특히 발달하고 소변이 많다.
- 여자들 중에는 몸이 건강함에도 불구하고 불임증 환자가 많다.

(2) 성격적 특징

- 화를 잘 낸다.
- 작은 일에도 분노를 일으킨다.
- 자기 독단이 많아 오만이 강하다.
- 잘 되면 혁명가, 발명가 등이 되고, 못되면 폭군, 반항아, 공상가 등이 된다.

※ 주의 : 소변이 농축되고, 붉고, 양이 적으면 위험함

(3) 알맞은 음식

냉면, 메밀(간염 예방 : 삶은 물도 혈관을 튼튼하게 하므로 국물까지 먹으면 좋다), 잉어, 전복, 해삼 등 단백한 음식(몸에 열이 많기 때문)

※ 주의 : 소고기, 돼지고기, 자극적이고 칼로리가 높은 음식 등

2. 태음인

(1) 신체적 특징

- 뼈대가 굵고, 손발이 크다.
- 목이 두텁고, 배가 나오고, 복부가 크다.
- 땀을 많이 흘리고, 기관지가 약하며 비만형이 많다.
- 간의 기능이 좋고 폐나 심장, 대장과 피부기능이 약하다.
- 후각이 많이 발달했고 겨울에 손발이 잘 튼다.
- 비위의 기능이 좋으나 신장이 약하며 몸에 열이 많고 소화력이 왕성하다.

(2) 성격적 특징

- 감정변화가 적다.
- 음흉하고, 과묵하다.
- 감정 표현력이 약하다.

※ 주의 : 변비를 조심하고, 심장 등 혈관 계통이 약하여 뇌일혈 조심

(3) 알맞은 음식

두부, 해조류, 소고기, 우유, 콩 종류, 견과류, 은행, 오미자

※ 주의 : 닭고기, 삼겹살 등

3. 소양인

(1) 신체적 특징

- 화려하고, 깜찍하게 예쁘고, 여자는 어깨선인 일직선을 이룬다.
- 눈이 아름다우며, 팔다리가 가늘고, 가슴이 크며, 상체가 잘 발달되어 있다.

(2) 성격적 특징

- 큰일에는 대범하나, 작은 일엔 소심하다.
- 자신에 변신을 꾀하며, 성취욕구가 높다.
- 성격이 급하며, 경박하기도 하다.
- 한번 열정에 빠지면 끝까지 이루려하고, 싫증을 자주 낸다.
- 남자는 불의를 보면 참지 못하는 정의파, 남의 일에 참견하는 것을 좋아한다.
- 유머, 화술이 뛰어나다(바람과 함께 사라지다의 스칼렛과 같은 여인).
- ※ 주의 : 하체가 약하여 생식기 질환, 요통, 눈이 피로하고, 두통이 잦다, 구토, 배변계통 질병 주의

(3) 알맞은 음식

돼지고기 삼겹살, 녹두, 여름과일, 해산물, 묵종류(도토리묵, 메밀묵, 청포묵 등)
※ 주의 : 고구마, 벌꿀 등의 열을 조장하는 음식은 피해야 함

4. 소음인

(1) 신체적 특징

- 용모가 단정하고, 곱다.
- 이목구비가 뚜렷하고, 피부가 하얗다.
- 상체가 빈약하고, 하체가 건실함.
- 신장의 기능이 좋으나 비위의 기능이 약하다.
- 허약 체질로 몸이 차며 땀이 적고, 미각이 발달하며, 피부가 부드럽고, 겨울에도 손이 트지 않고 부드럽다.

(2) 성격적 특징

- 머리가 비상하고 꼼꼼하여, 인간 컴퓨터라 불릴 정도.
- 내성적인 성격에 사색을 좋아하고, 걱정이 많고, 자기 연민에 쉽게 빠진다.
- 사랑에 빠지면, 물불을 가리지 않는다.

- 남성은 집과 직장에 충실한 성격이나, 바람을 피우면 끝을 보는 성격, 여성은 이성보다는 감정에 치우친다.

※ 주의 : 위장병 등 소화기 질병 조심

(3) 알맞은 음식

뱀장어(장어구이), 복숭아, 닭고기, 고구마, 감자, 찹쌀
※ 주의 : 오징어, 밀가루 식품, 녹두, 묵, 냉면

2. 피부와 건강을 위한 24시간 생활법

우리의 피부는 몸 속의 오장육부와 밀접한 관련이 있다.

오장육부에 이상이 생기면 피부를 통해 금방 드러난다. 또한 건강하고 기능이 활발한 피부를 유지함으로써 내부의 오장 육부를 보호할 수 있다. 나쁜 기운이 몸 속으로 들어오지 못하도록 막고 적당한 수분을 유지시켜 줌으로써 원활한 신진대사가 이루어지도록 하는 것은 오장육부를 건강하게 만드는 기본 요건이 된다. 우리 몸의 오장육부는 열두 개의 시별로 각기 왕성하게 활동하는 시간이 있다. 사람의 인체는 우주의 이치에 따라 신비롭고 정밀하게 돌고 도는 변화의 흐름을 지니고 있다. 그 흐름은 우리의 생활습관과 맞아떨어질 때 최상의 효과를 발휘하게 된다. 우리 몸의 오장육부는 각기 어느 시간대에 활발하게 작용하며 그러한 흐름이 원활하게 일어나도록 하기 위해 하루 24시간을 어떻게 활용해야 하는지 알아보도록 하자.

1. 인시(寅時)에는 자리에서 일어나라.

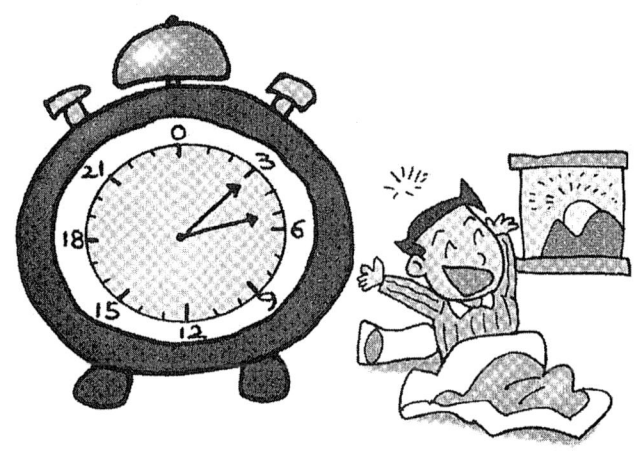

새벽 3시부터 새벽 5시까지는 폐의 기운이 왕성한 시간이다.

폐는 호흡을 하는 기관이므로 이 시간에는 잠에서 깨어나 호흡을 하고 움직이기 시작해야한다. 눈을 뜸으로 인해서 본격적인 호흡이 시작되고, 호흡이 시작됨으로 인해서 전신에 기운을 골고루 전달시켜 주게 된다. 폐기능이 왕성한 사람일수록 이 시간에 잠을 깨게 되며, 또한 이 시간에 일어나는 습관을 들이면 폐기능이 왕성해진다. 호흡이 시작되면서 우리 몸은 외부의 찬 공기를 받아들이게 된다. 이때, 잠에서 깨어나 본격적인 호흡을 시작함과 동시에 우리의 피부 바깥은 위기(衛氣)로 둘러싸이게 된다. 위기라는 것은 외부의 찬 공기로부터 우리 몸을 보호하는 기운이다. 따라서 이때부터 우리의 피부는 긴장 상태를 유지하여 스스로를 보호하게 된다. 이 위기는 우리 몸의 활동이 왕성한 미시(未時) 말(오후 3시)까지 피부를 보호하다가 신시(申時)가 되면 다시 피부 속으로 숨어버리게 된다. 마치 아침에 눈을 뜸과 동시에 피부를 지키는 방위병들이 출근하였다가 하루 일을 끝마치고 철수하는 것처럼, 위기는 우리가 아침에 잠에서 깨었을 때부터 피부 밖으로 나와 피부를 보호하다가 오후 3시 경이 되면 피부 밑으로 들어가 버리는 것이다. 따라서 오후 3시를 지난 신시부터는 적당히 휴식을 취해줘야 하며 몸을 따뜻하게 해야 한다. 신시, 곧 오후 3시 이후부터 몸이 피곤한 것은 병이 아니며, 긴장이 풀어짐으로써 자연스럽게 생기는 생리적 피로라 할 수 있다. 이 시간 이후부터 찬 바람을 많이 쐬거나 무리하게 일을 하면 건강에 해롭다. 피부 관리의 측면에서 보면, 아침에 일어나서 미시 말까지는 피부가 긴장상태에 있으므로 이 시간에는 피부병에 잘 걸리지 않는다. 그러나 폐기능이 약한 사람은 피부를 보위하는 위기 또한 그 기능이 저하되므로 특별히 피부관리에 신경을 써야 한다. 즉 찬 바람이나 강렬한 햇볕 등에 직접 노출되지 않도록 하고, 항상 따뜻하고 촉촉한 기운이 유지되도록 힘써야 한다.

한편, 위기가 피부 밑으로 들어간 신시(오후 3시 이후)부터는 피부의 긴장이 풀어지고 약해진 상태이므로 충분히 휴식을 취해주고 찬 바람을 피하며 마사지나 영양 공급 등의 피부관리를 해 주는 것이 좋다. 또한 인시에는 폐기능이 왕성한 동시에 담, 소장, 위장 등의 장기(臟器)들이 함께 조금씩 움직이기 시작하므로 정신이 맑고 조금씩 식욕이 당기기 시작한다. 아울러 호흡이 시작됨으로 인해 대장이 서서히 움직이기 시작한다.

2. 묘시(卯時)에는 대변을 보라.

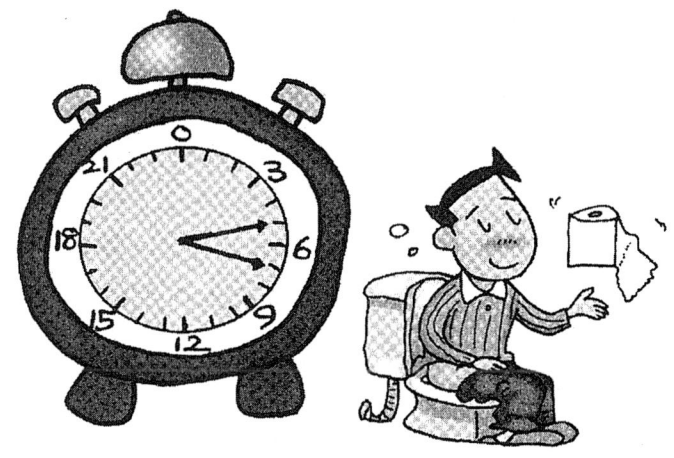

아침 5시부터 오전 7시까지는 대장의 기운이 활발한 시간이다.

대장은 소화기관 중에서도 배설과 직접 관련된 장기이다. 따라서 매일 아침 묘시에는 변을 봐서 전날 먹은 음식 찌꺼기를 배출해야 한다. 일찍 일어나는 사람이 용변을 일찍 보고 늦게 일어나는 사람이 용변을 늦게 보는 것과 마찬가지로 폐기운이 왕성한 사람치고 대장 기능이 약한 사람이 없다. 따라서 폐와 대장은 서로 부부나 형제지간처럼 한 쪽의 기능이 좋으면 덩달아 다른 쪽의 기능도 좋아진다. 내부의 찌꺼기를 밖으로 배출하는 이 시간에 대장은 또한 피부에 건조한 기운을 안겨 준다. 그렇다면 대장은 왜 피부에 건조한 기운을 안겨다 줄까? 대장 자체는 건조한 기운을 좋아하기 때문에 대장이 왕성하게 움직이는 이 시간에 건조한 기운을 피부에 내보냄으로써 피부가 너무 습해지지 않도록 하는 것이다. 즉, 대장은 22시간 동안 진액을 공급하여 촉촉하고 습한 상태로 계속되어 온 피부를 2시간 동안 건조시켜 줌으로써 적절한 습기로 유지시켜 준다. 만약 묘시에 대변을 보지 못하면 건조한 가운이 피부로 더 많이 전달되어 더욱 심한 경우 변비로 되어 며칠씩 대변을 보지 못하면 피부가 심각하게 건조해지고 만다. 곧 대변을 보지 못하면 가스가 차게 되고 이러한 가스는 피부 바깥으로 나와 진액을 말려 버림으로써 자연 피부가 건조하고 거칠어지게 되는 것이다. 반면에 설사를 잘하는 사람은 습한 기운의 조절 기능을 잃게 되어 피부가 너무 습해지고 진액이 넘치게 된다. 두 가지 모두 피부에는 적신호로서, 적당한 수분을 유지시켜 주어야만 건강하고 아름다운 피부를 가질 수 있다. 따라서 묘시에는 반드시 화장실에 가서 대변을 보는 습관을 들여야 할 것이다. 이것은 어느정도 습관들이기에 달려 있는 것이므로, 올바른 배변 습관으로 몸과 피부의 건강을 지키도록 해야 한다.

3. 진시(辰時)에는 진지를 들어라.

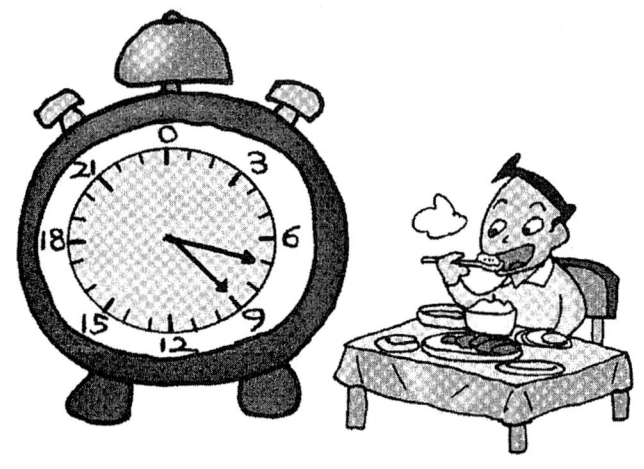

오전 7시부터 오전 9시까지를 진시라 한다.
위장은 음식물을 받아들여 소화시키는 최초의 기관이므로 진시에는 아침

을 먹어야 한다. 밥을 지칭하는 '진지'라는 말은 '진시에 음식물을 섭취하였는가'를 뜻하는 말에서 유래된 것이다. 따라서 이 시간에 아침을 먹으면 체하지 않으며, 이 시간에 규칙적으로 아침을 먹는 사람치고 건강하지 않은 사람이 드물다. 진시에 어떤 음식을 얼마만큼 먹느냐에 따라 피를 비롯한 우리 몸의 각종 진액들의 영양 상태가 결정된다고 할 수 있다. 오늘날 특히 젊은 사람들은 아침을 거르고 점심과 저녁을 많이 먹는 사람들이 대부분인데, 이것은 매우 잘못된 식사습관이다. 만약 하루에 한번만 식사를 해야 한다면, 그것은 진시에 먹는 아침식사여야 한다. 특히 아침 일찍 출근하는 직장인들은 진시에 먹는 진지를 잊지 않음으로써 하루 동안의 에너지원을 삼는 동시에 위장을 상하지 않게 하고, 타고난 건강과 수명을 제대로 누리며 살아갈 수 있다는 것을 명심해야 할 것이다. 음식은 또한 너무 많이 먹어도 병이 되고 너무 적게 먹어도 병이 된다. 따라서 힘을 많이 쓰는 사람은 많이 먹어주고 힘을 별로 쓰지 않는 사람은 적게 먹는 것이 좋으며 기본적으로 많이 먹는 것보다 적게 먹는 것이 좋다. 음식은 사람을 살리기도 하지만 죽이기도 하는 것 또한 음식이다. 옛말에도 아이가 미우면 밥을 많이 주라고 했듯이 음식을 탐하는 것은 극히 위험한 일이며 항상 다소 부족한 듯한 상태에서 그만 먹는 것이 좋다. 장수하고 건강한 사람들은 대부분 소식가(小食家)이며 절대로 포식이나 과식을 하지 않는다. 포식이나 과식하는 습관을 가진 사람은 늘 위장에 부담을 주어 피를 탁하게 하므로 피부 또한 거칠고 깨끗하지 못하게 된다. 특히 저녁에는 인체의 모든 오장육부가 피로한 상태이므로 다음날의 진지를 생각하면서 가벼운 죽 정도로 그치는 것이 좋다. 진시에 아침식사를 꼭 챙겨먹고 저녁식사는 가볍게 하는 것, 이것이 피부 미용을 위한 기본 조건임을 명심하여 올바른 식사습관을 갖도록 노력해야 할 것이다.

4. 사시(巳時)에는 하루 일을 시작하라.

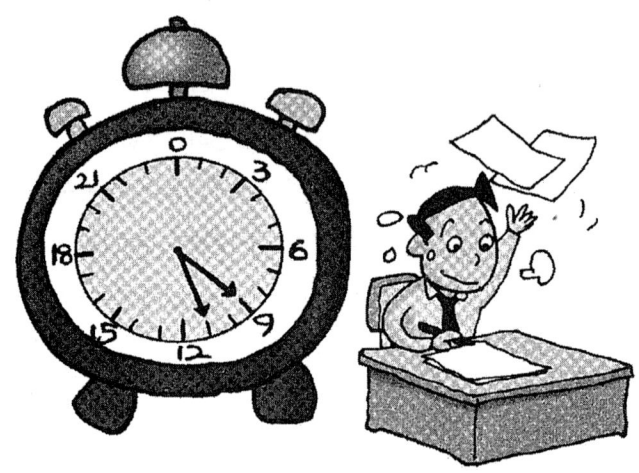

오전 9시부터 오전 11시까지는 비장의 기운이 왕성한 시간이다.

비장은 위장의 옆에 있으면서 위장이 섭취한 음식물 중에서 하루 동안 필요한 피의 원료와 각종 영양분을 뽑아 각 기관으로 보내는 기능을 한다. 이 시간에는 하루의 일과를 생각하면서 활동을 시작해야 한다. 이 비장에서 만들어 내는 진액들이 없으면 사람은 영양실조로 병들고 만다. 비장은 위장에서 나온 액 중에서 피가 될 것은 심장으로 보내주고 정액이 될 것은 신장으로 보내주고 기운이 될 것은 폐로 보내주고 간의 기운을 돕는 것은 간으로 보내준다. 비장은 위장에서 섭취한 음식물이 죽의 상태로 변화하여 들어 올 때부터 본격적인 활동을 한다. 따라서 진시에 음식물을 섭취해 주어야만 그 기능이 가장 왕성한 사시에 비장이 기능을 하게 되는 것이다.

이처럼 진시에 아침을 먹는다는 것은 단지 위장의 기능을 좋게 한다는 것이 아니라 다른 기관들도 적시에 원활한 기능을 하게 함으로써 결과적으로 우리의 몸과 피부를 좋게 한다.

5. 오시(午時)에는 몸과 마음을 편안하게 하라.

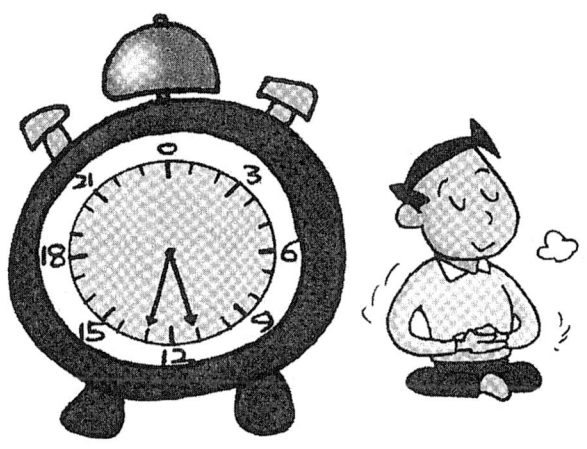

오전 11시부터 오후 1시가 되면 심장의 기능이 활발해진다.
심장은 비장에서 받은 피의 원료를 가지고 뜨겁게 쪄서 붉은 피로 만들며 끊임없는 펌프질을 통해 폐와 온몸에 혈액을 공급한다. 따라서 이 시간에는 과로나 격한 운동을 피하고 간단한 식사와 함께 편안한 마음으로 휴식을 취해야 한다. 심장이 약하거나 심장 질환을 앓고 있는 사람은 혈액 순환이 불규칙하므로 피부에 필요한 피와 기운이 순조롭게 공급되지 못한다. 따라서 피부는 늘 창백하거나 반대로 붉게 충혈되어 있을 뿐만 아니라 윤택하지 못하여 건강한 아름다움을 지닐 수가 없다.
건강한 심장을 갖기 위해서는 마음을 편안하게 가지고 충분한 휴식을 가지고 적당한 운동과 규칙적인 생활을 해야 한다. 또한 체중이 늘지 않도록 몸을 관리하고 지방질 식품과 담배를 줄여야 한다. 특히 심장의 가운이 왕성한 오시에는 과격하고 무리한 활동은 피하고 마음을 편안하게 유지해 주어야 한다.

6. 미시(未時)에는 열심히 일하라.

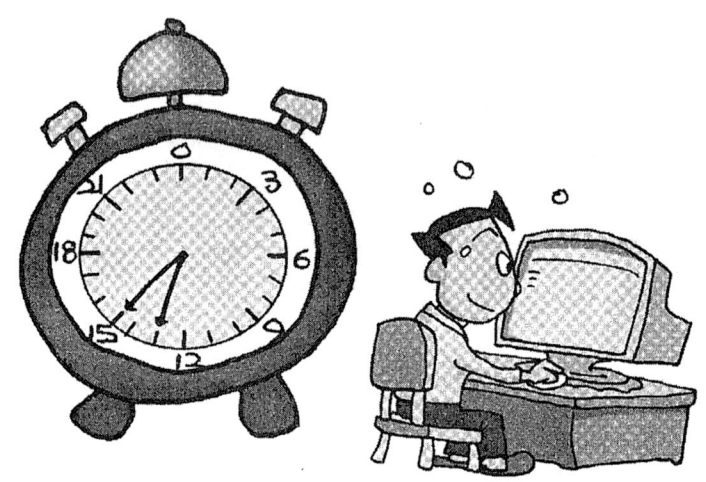

오후 1시(13시)부터 오후 3시(15시)까지는 소장의 기능이 활발한 시간이다.

소장은 우리 몸 속에서 정교한 식품 가공 공장의 역할을 한다. 위장에서 섭취한 음식물이 비장에서 일단 피의 원료와 영양분을 빼낸 다음 소장으로 내려오면 소장은 마지막으로 우리 몸에 필요한 모든 영양분을 흡수하여 각 기관에 공급하게 된다. 특히 소장은 활동이 활발한 이 시기에 간장, 비장, 심장을 대신해서 활동하는 역할을 맡아 주기도 한다. 위장에서 내려온 모든 액체 속에서 피가 될 것은 간으로 보내주고 기운이 될 것은 심장으로 진액은 비장으로 보내주어 모든 영양분을 각 기관에 골고루 공급해 주는 것이다. 우리가 먹는 대부분의 음식들은 직접 혈류 속으로 흡수되면 금방 생명이 끊어져 버리고 만다. 따라서 소장에서는 이러한 음식물을 소장에 내보내도 괜찮은 성분으로 바꾸어 주어 세포에는 식량을 공급하고 근육에는 에너지를 공급하게 된다. 만약 소장에서 이루어지는 이러한 화학 작용이 없다면 아무리 영양가 높은 음식물을 많이 주어도 죽을 수밖에 없다.

7. 신시(申時)에는 몸을 편안히 하고 피부를 보호하라.

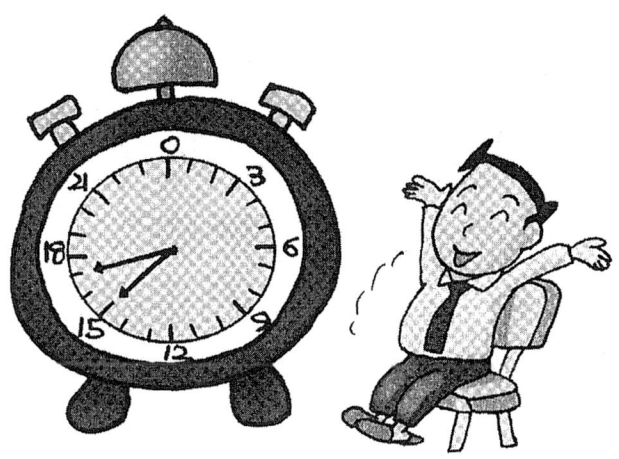

오후 3시(15시)부터 오후 5시(17시)까지는 방광의 가운이 왕성한 시간이다.

방광은 우리 몸의 찌꺼기를 배설시키는 일종의 폐수 처리 기관이라 할 수 있다. 방광 기능이 왕성한 이 시간이면 위장과 폐도 방광을 도와서 내부의 모든 잔재를 깨끗하게 처리하게 된다. 한편, 이 시간에는 소장이 우리 몸의 각 기관에 영양분을 모두 공급한 뒤이므로 몸 안에 있던 정액들이 서서히 몸을 깨끗하게 정혈시키기 시작한다. 신시에는 우리 몸의 노폐물을 깨끗이 배출시키고 몸 속의 기운과 피를 서서히 정리하는 것이다. 따라서 신시 이후에 활동을 너무 많이 하게되면 폐수 기능이 떨어지게 되며 습관화되면 피부는 빨리 노쇠해 지고 거칠어지며 타고난 건강 또한 급속히 해치게 된다. 가벼운 소식과 충분한 휴식, 이것이 유시에 지켜야 할 필수 사항이다.

8. 유시(酉時)에는 집에 들어가 가벼운 음식을 취하라.

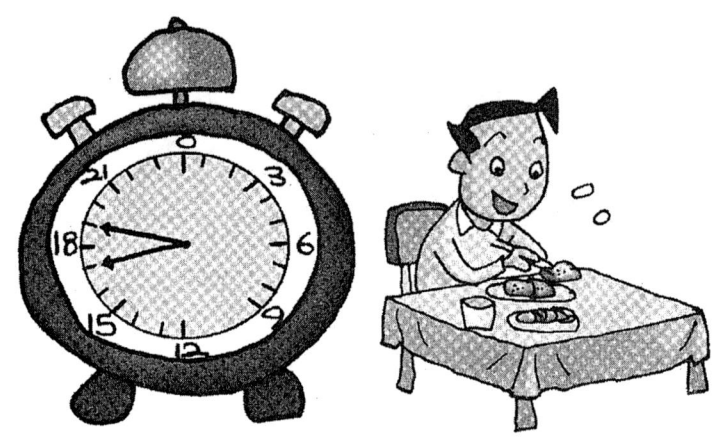

　오후 5시(17시)부터 오후 7시(19시)까지는 신장의 기운이 왕성한 시간이다.
　신장은 피를 걸러내고 정화하여 우리 몸에 치명적일 수도 있는 노폐물을 제거한다. 신시 때 몸 속의 찌꺼기가 배출되고 피가 정리정돈 된 다음의 이 시간에는 우리 몸의 모든 기운과 진액들이 매우 깨끗하고 진수한 물질로 변해가게 된다. 곧 유시에 이런 상태가 유지되어야만 다음 날의 시작인 인시에 눈을 떴을 때 온몸이 상쾌하게 될 수 있다. 또한 이 시간쯤이면 진시와 오시에 먹었던 음식물이 어느 정도 소모되었을 때이므로 가볍게 음식을 섭취해야 한다. 그러므로 다음날 아침 진시에 아침밥을 먹을 때까지 보충하는 의미에서 죽처럼 부담이 없고 소화가 잘되는 음식물을 섭취하는 것이 좋다. 또한 신장 기능이 왕성한 유시는 해가 지고 어둠이 깔리기 시작하는 시기이다. 따라서 집으로 들어가 활동을 줄이고 휴식을 취해야 한다. 우리 몸도 긴장이 풀어지고 피부도 외부 조건에 약해진 상태이므로 가급적이면 외출을 삼가고 따뜻하게 해 주어야 한다. 유시 이후에 바깥 바람을 많이 쐬고 무리하게 활동하지 않는 것이 건강을 지킬 수 있다. 만약 술시 이후에 지나치게 일을 많이 하면 몸에 열이 가해져서 적당히 식혀 줘야 할 시간을 놓치게 됨에 따라 몸이 마르고 허약해지는 것이다. 또한 체내가 너무 뜨거우면 잠도 잘 오지 않게 된다. 특히 이 시간에 음식을 많이 먹는 것은 좋지 않다. 음식이 들어가면 체내에 부담을 주어 열이 발생하며 피로가 가중될 뿐이다. 저녁 때 집에 돌아오면 팔, 다리가 피로한 경우가 많은데 이것은 곧 위장이 피로하다는 증거이다. 따라서 이 시간에 음식을 많이 먹는 것은 피로를 가중시키고 피를 혼탁하게 만드는 요인이 되어 피부에 나쁜 영향을 미치게 된다. 따라서 술시에는 편안한 마음으로 책을 보거나 편안한 마음으로 공부를 하면서 내일을 설계하는 것이 좋다. 특별한 일이 없으면 가급적 잠자리에 일찍 드는 것이 좋다. 술시와 해시에 해당하는 장기는 쉴수록 좋은 것들이다.

9. 술시(戌時) 이후에는 음식물을 먹지 말라.

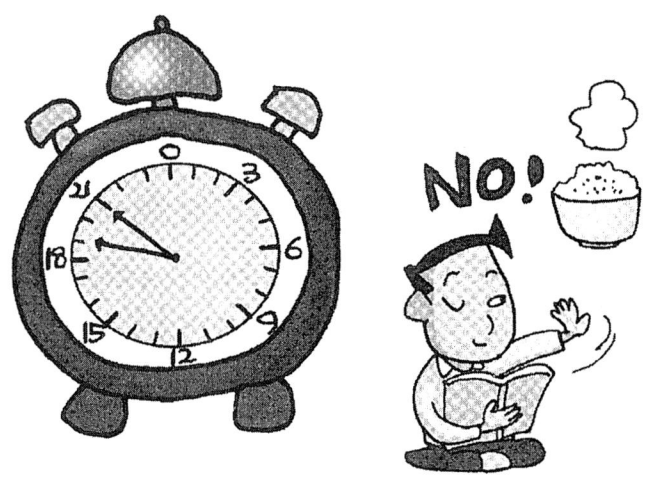

오후 7시(19시)부터 저녁 9시(21시)까지는 심포(心包)의 기능이 왕성한 시간

이다.

　심포는 심장을 보호해 주고 심장이 하는 역할을 대행해 주는 기관이다. 심장은 우리 몸에서 가장 중요한 기관이므로 왕에 해당하는 것이라 할 수 있다. 이처럼 중요한 심장을 옆에서 보필해 주고 그 일을 대신해 주는 기관을 하나 더 둔 것이다. 낮 동안은 해가 있어서 기온이 훈훈하고 신장 역시 활발한 활동을 하지만 이 시간이 되면 기온이 낮아져 몸 속의 온도도 많이 떨어지게 된다. 곧 심장은 조금씩 쉬게 되고 심포가 심장의 기능을 대신하게 되므로 낮에 왕성할 때보다 흐르는 피의 양도 적어져 체내의 온도는 전반적으로 떨어지게 되고 몸은 피로한 상태가 된다. 그러나 해가 진 이후에 몸이 식고 긴장이 풀리는 것은 자연스러운 현상이므로 이러한 흐름에 따라 그만큼 우리 몸 속에 노폐물이 축적되어 건강을 해치기 쉽다. 피부와 관련지어 살펴보면 우리의 피부를 보호하고 있던 위기가 피부 속으로 들어가게 된다. 따라서 피부는 긴장 상태가 풀어지게 되므로 쉬이 피로가 오게 된다. 이 시간부터는 냉한 기운이나 찬바람을 쐬지 않도록 조심을 해야 하고 피부를 따뜻하고 건조하지 않도록 보살펴야 한다.

10. 해시(亥時)에는 따뜻한 잠자리에 들어라.

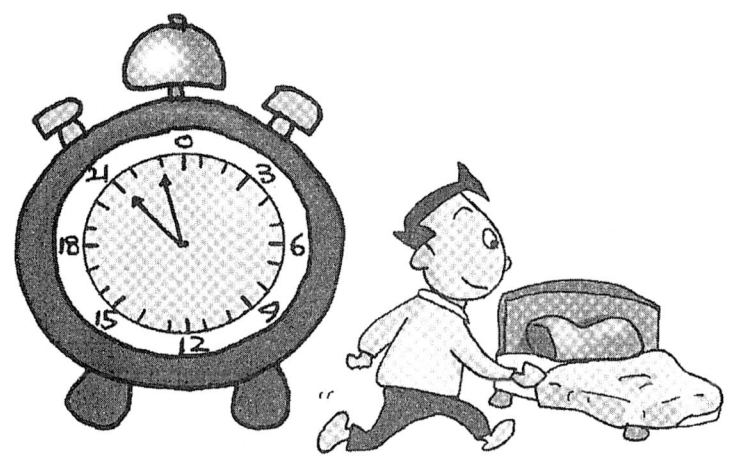

저녁 9시(21시)부터 밤 11시(23시)까지는 삼초(三焦)의 기능이 왕성한 시간이다.

삼초는 체온을 유지시켜 주는 기능을 하는 기관이다. 해시는 체온이 가장 많이 떨어지는 시간이다. 이처럼 체온이 급감하는 시간에 몸의 온도를 어느 정도 유지시켜 주는 기능을 담당하고 있는 것이 바로 삼초이다. 이때에는 이미 자고 있어야 한다. 뜨거운 피를 식히고 자고 있어야 할 시간에 활동을 많이 하게 되면 피를 원활하게 해주는 작용이 원활하지 못한다. 뜨거워진 피가 들끓고 증발함으로써 어혈 등과 같은 불순물이 생겨나게 되고 피가 혼탁해 지며 전반적으로 피의 양 또한 충분하지 못하게 된다. 특히 이 해시에 찬 바람을 자주 쐬게 되면 피부는 걷잡을 수 없이 나빠지게 된다.

11. 자시(子時)에는 반드시 자고 있어야 한다.

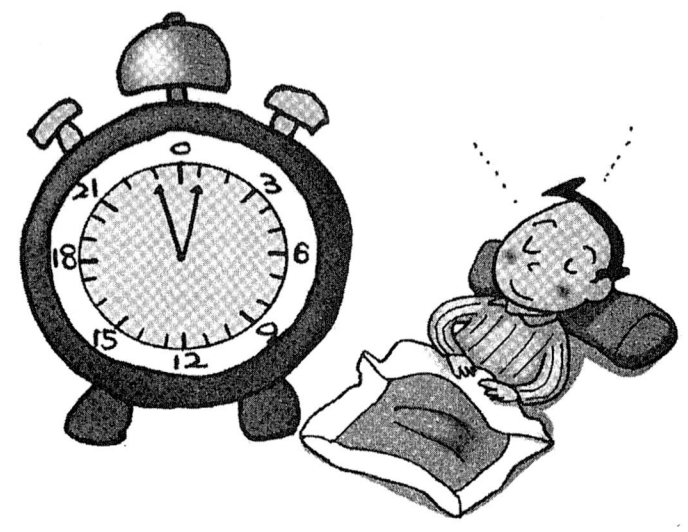

밤 11시(23시)에서 다음날 새벽 1시까지는 담의 기운이 왕성한 시간이다. 담은 우리 몸의 병을 방지하고 몸의 균형을 유지하며 외부로부터 들어 온 이물질을 해독하고 구석구석의 기능을 감시하는 사법부의 역할을 한다. 또한 우리 몸이 힘을 쓸 수 있도록 하는 원동력에 점화를 시켜 주고 혈액 순환을 왕성하게 하므로 만약 담이 제 기능을 발휘하지 못하게 되면 오장육부는 어느 하나도 제대로 돌아갈 수 없게 된다. 자시는 생리적으로 매우 중요한 시기이다. 자시는 우리 몸의 꼭대기에서부터 발가락 끝까지 뇌수라는 중요한 물질을 공급받는 시간이기 때문이다. 뇌수는 뇌를 이루고 있는 정미로운 진액으로써 매우 중요한 물질이다. 이것은 원래 신장에서 만들어 척추를 통해 머리로 올려 보낸 것으로 자시가 되면 다시 척추를 통해 뼈 마디마디에 공급되는 것이다. 곧 자시가 되면 담의 기운이 머리의 뇌수를 운반하여 척추를 통해 365골절 뼈로 들어가면 골수가 되어 하루의 기운과 힘을 공급받게 된다. 만약 자시에 잠을 들지 못하면 우리 몸의 원동력이 되는 이 진액을 공급받지 못하여 잠에서 깨어나도 개운하지 못할 뿐만 아니라 하루 종일 피로한 상태를 보내게 되며 힘도 그만큼 쓸 수가 없다. 결론적으로 말하여 자정에 잠을 잘자고 있느냐 아니냐에 따라 건강이 좌우된다고 할 수 있다. 자시에 2시간을 잘 자는 것이 낮 시간에 10시간을 자는 것보다 훨씬 건강에 좋다.

12. 축시(丑時)에는 충분한 수면을 취하라.

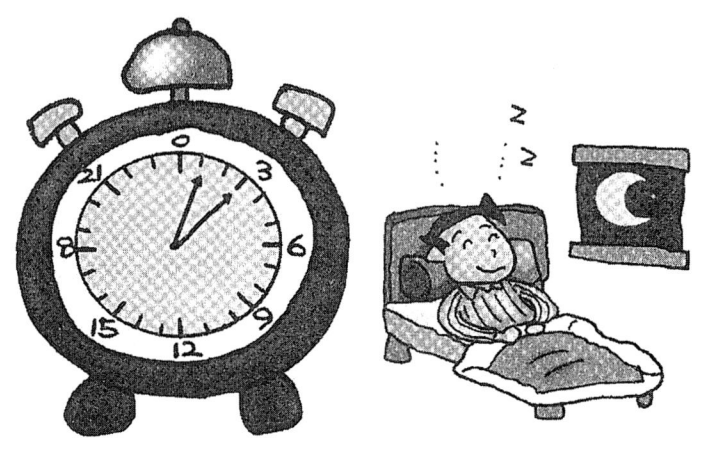

새벽 1시부터 새벽 3시까지는 간기능이 왕성한 시간이다. 간은 피를 깨끗하게 해주고 몸에 나쁜 물질이나 병균을 없애주는 해독작용을 한다. 신시에 우리 몸의 폐수가 처리된 뒤 유시부터는 몸 속의 피가 서서히 식기 시작하면서 맑고 깨끗하게 되어간다. 이때부터 간은 피를 맑고 깨끗하게 하는 일에 참여하고 있는 것이다. 술시에 이르러서는 대부분의 피가 간에 모이게 된다. 축시가 되면 간에서는 그동안 깨끗하게 정혈시킨 모든 피를 온 몸으로 보내게 된다. 피는 온 몸을 돌면서 손가락, 발가락 끝이나 눈꺼풀에 이르기까지 골고루 기운을 공급하며 서서히 몸에 기운이 동하도록 만든다. 그래서 이때 쯤이면 깊은 잠에 빠졌던 사람도 눈꺼풀을 깜빡깜빡 움직이게 된다. 이는 피를 공급받았다는 상징으로서 일종의 워밍업에 해당하는 것이다.

이상으로 24시간 동안 우리의 오장육부가 활동하는 시간대와 원리 등을 알아보았다.

우리 몸의 구조는 자연의 흐름과 잘 어울리게 짜여져 있고 가장 잘 적응하게 되어있다. 만약 각 장기가 가장 왕성하게 활동할 시기에 그 활동이 원활하게 이루어지지 않는다면 그 기관만 약해지는 것이 아니라 다른 장기에 까지 계속 영향을 미치게 되어 자연스러운 순환이 깨지고 마는 것이다. 더군다나 이러한 파괴가 습관화되어 수십년간 계속 굳어져 버린다면 기본적인 몸과 피부의 건강은 유지할 수 없게 된다. 곰곰히 생각하면 어려울 것도 없는 이러한 생활 리듬이 1, 2년 계속되면 우리의 피부는 저절로 최상의 상태를 유지하게 된다. 피부는 바로 오장육부의 상태를 그대로 나타내는 거울이기 때문이다.

3. 일반상식

1. 편도선
- 아이스크림이 좋다.
- 새우젓 한주먹을 수분 제거후 후라이팬엔 볶아 가루내어 환부에 뿌려준다.

2. 감기
- 걸렸을 때는 코는 한쪽으로 푼다.
- 초기 감기에는 목 뒤의 튀어나온 부위를 헤어 드라이기로 더운 바람을 쏟다.

3. 만성피로
- 도라지와 칡차를 끓여 마신다.
- 잔대의 뿌리를 구해 참깨로 무쳐 먹는다.(머리를 맑게 함)

4. 수험생 영양죽
- 잣죽(호도죽)
- 행인죽(살구씨를 볶아 가루내어 죽에 넣는다)
- 오미두죽(팥, 콩, 녹두, 율무, 땅콩)

5. 기미
태어난 뒤에 피부 겉면에 밤색 또는 검은색의 콩, 손톱 만한 색소 얼룩이 생기는 것을 말한다. 기미는 이마, 뺨, 목, 잔등, 겨드랑이 등에 많이 생기는데 여성들에게서 더 많은 비중을 차지하며 햇빛을 받으면 더욱 뚜렷해진다.
- 달걀, 술 : 달걀 3개를 깨서 흰자위만 술 100ml에 담고 뚜껑을 잘 막아서 4-7일 동안 두었다가 하루에 여러 번 기미에 바른다. 살갗을 부드럽게 하면서 병난 부위의 색소가 점차적으로 흡수된다.
- 우유, 분꽃씨 : 잘 여문 분꽃씨 10알을 보드랍게 가루내어 소젖 3숟갈에 섞어 자기 전에 기미에 바른다. 기미가 없어질 때까지 계속 발라야 한다. 분꽃씨에는 아주 보드라운 녹말이 풍부하며 우유과 같이 쓰면 일반적으로 살결이 희어지며 부드러워진다.
- 소석회, 찹쌀(나미) : 소석회 100g에 같은 양의 나무재를 섞어 짓이겨 조금 굳은 진흙 덩어리 모양으로 만든 다음 그 안에 찹쌀 20알을 넣어 하루 동안 따뜻한 곳에 놓아둔다.

그러면 찹쌀이 투명하게 불어난다. 이것을 골라내어 유리판 위에서 부스러뜨리면서 짓이겨 풀처럼 만들어 나올 때까지 매일 기미 위에 붙인다. 그러면 얼마 동안은 아픔과 가려움이 있다. 이때 약이 기미 둘레 피부에 닿지 않도록 주의하여야 한다. 기미가 딱지로 되어 떨어지면 그 위에 바셀린, 돼지기름을 바른다.

- 곶감 : 살을 걸쭉하게 개어 자기 전에 기미에 바르고 잔다. 아침에 씻어내고 다시 바르는 방법으로 반복하면 검은 색소가 점차적으로 없어진다.
- 둥굴레(위유) : 그늘에 말려 꿀을 발라 약간 누렇게 볶아서 보드랍게 가루내어 한번에 2g씩 하루 3번 끼니 뒤에 먹는다. 둥굴레는 피부의 색깔을 윤기나게 하면서 색소를 점차적으로 흡수한다.
- 역삼 : 7-8월에 1kg을 베어다 잘게 썰어 약 4시간 정도 달여서 찌꺼기는 버리고 그 물로 하루에 여러 번 얼굴, 손, 잔등의 기미를 문지른다. 옛날부터 주근깨, 기미가 있을 때 삼 삶은 물에 여러 번 씻으면 낫는다고 하였다.

6. 더위에 지친 아이와 남편에게

· 땀 많이 흘릴 땐 황기를

아이가 땀을 많이 흘릴 때는 황기를 사용한다. 땀을 많이 흘리는 것은 원기가 부족하기 때문이라고 하는데, 이럴 땐 황기라는 약재를 사다가 물 3컵에 황기 10g 정도를 넣고 끓이고 이것이 반으로 졸아들면 하룻 동안에 나눠서 먹으면 된다.

· 남편 만성피로엔 마늘을

냄비에 마늘을 넣은 뒤 마늘이 잠기도록 물을 부어 푹 삶는다. 그런 다음 중간에 달걀노른자를 넣고 마늘이 죽상태로 되면 녹말을 뿌린 쟁반에 붓는다. 어느 정도 마른 뒤 환으로 만들어두고 복용하면 된다.

· 피로 회복엔 초마늘을

마늘을 식초에 2주 정도 담가두었다가 하루에 2~4쪽씩 먹으면 피로 회복에 좋다. 피부 미용에도 좋다 만드는 방법은 깨끗하게 껍질 벗긴 마늘을 병 속에 넣고 식초를 그 두 배쯤 부어 10일쯤 지난 뒤 새 식초로 갈아주면 된다. 숙성은 2주 정도 지나면 되며 그 다음엔 냉장고에 넣고 꾸준히 먹으면 된다.

7. 호흡기 계통이 안 좋을 때

· 가래가 끓을 땐

* 재료 - 콩나물+배+꿀 적당량씩

* 만드는 법
  1) 콩나물은 머리와 꼬리를 다 떼어 손질한 뒤 씻어놓는다.
  2) 배는 삶기 좋도록 잘게 잘라놓는다.
  3) 큰 사기그릇(전기 밥솥에 들어갈 정도 크기)에 콩나물과 배를 넣고 이 재료들이 잠길 정도로 꿀을 붓는다.
  4) 꿀로 채운 그릇을 전기 밥솥에 넣고 보온으로 켜놓은 채 하룻밤을 놔둔다.
  5) 아침에 일어나면 콩나물은 실처럼 되고 배는 삭아 걸쭉한 물처럼 되는데 이것을 병에 담아 냉장고에 넣어둔다.
  6) 가래가 끓는다 싶을 때 1~3 숟가락 정도씩 떠먹는다.

· 기관지엔 생강과 중탕한 배즙과 은행

배의 속을 파내고 그 안에 꿀을 넣어 중탕한 후 즙을 내어 하루 수차례 먹으면 기관지에 좋다. 또 냉한 음식인 배를 먹을 때는 열성 음식인 생강을 함께 먹으면 좋다. 생강은 저며 썬 다음, 차처럼 달여 마시면 된다. 은행도 좋다. 은행을 볶아서 아침마다 2~3개 정도씩 먹는다. 그리고 또, 파래가 담배 많이 피우는 사람에게 좋다.

· 오과차

은행, 호두, 대추, 생강, 밤 다섯 가지 재료로 끓인 차가 바로 오과차이다. 호흡기에 좋다. 은행 10개에 호두 9개, 대추 6~8개, 생강 1톨, 속껍질이 있는 생밤 7개를 2ℓ 정도의 물에 함께 넣고 끓이면 된다. 끓인 뒤 꿀을 타서 마시면 쉽게 먹힌다.

· 기관지엔 모과와 도라지

말린 도라지를 끓이거나 생뿌리를 쌀뜨물에 담갔다가 생채 무침 등으로 먹거나 차로 끓여 마시면 기관지에 좋다. 도라지엔 심한 기침과 가래를 멎게 해주는 성분이 있을 뿐 아니라, 칼슘, 철분도 풍부하다. 하지만 한꺼번에 많이 먹는 것은 좋지 않다고 한다. 모과는 피로 회복 효과도 뛰어나다. 감기 예방 겸 치료제로도 사용할 수 있다. 얇게 썰어 씨를 도려낸 후 용기에 담고 설탕을 켜켜이 뿌려서 밀봉해서 1~2개월 정도 보관했다가 먹으면 된다. 즙이 우러나면 건더기와 함께 뜨거운 물에 타 먹으면 좋다. 도라지를 끓이거나 생뿌리를 쌀뜨물에 담갔다가 생채 무침 등으로 먹거나 차로 끓여 마시면 기관지에 좋다. 도라지엔 심한 기침과 가래를 멎게 해주는 성분이 있을 뿐 아니라, 칼슘, 철분도 풍부하다. 하지만 한꺼번에 많이 먹는 것은 좋지 않다고 한다. 모과는 피로 회복 효과도 뛰어나다. 감기 예방 겸 치료제로도 사용할 수 있다. 얇게 썰어 씨를 도려낸 후 용기에 담고 설탕을 켜켜이 뿌려서 밀봉해서 1~2개월 정도 보관했다가 먹으면 된다. 즙이 우러나면 건더기와 함께 뜨거운 물에 타 먹으면 좋다.

8. 변비가 있을 때

- **우유에 식초 1~3큰술**
  처음엔 우유 1컵에 식초 1작은술 정도를 넣어 마시다가 점점 많이 넣어 마시도록 한다. 처음부터 너무 많이 넣으면 시어서 먹기 곤란하다. 정 먹기 거북하다면 설탕을 약간 넣어먹으면 된다. 요구르트 맛이 나면서 먹기가 한결 수월해진다.

- **변비에 효과적인 민간요법**
  먼저 손바닥을 비벼 따뜻하게 만든 뒤 배꼽 좌우에 대서 가볍게 누른다. 그런 다음 장이 움직이는 시계 방향으로 배를 문질러주면 좋다. 잠들기 전, 아침 기상 후에 5분 정도 지속적으로 하면 효과가 있다. 아침 공복시에 생수를 한 컵 마시는 것도 효과가 있다.

- **변비엔 초콩**
  백태(노란 콩)를 구해 콩식초를 만들어놓고, 콩을 한 번에 7~8개씩, 하루에 2회 정도 빈속에 먹으면 변비에 효과적이다. 가끔씩 콩뿐 아니라 식초도 물에 약간씩 타서 먹으면 효과가 더 좋아진다.

  ※ 식초는 체내의 신진대사를 촉진하여 장의 활동을 활발하게 해주고 탄산가스를 발생시켜 변의를 재촉하기 때문에 변비 해소에 아주 좋다. 게다가 콩의 섬유질은 장내에 고이기 쉬운 음식 찌꺼기를 체외로 밀어내는 작용을 하기 때문에 초콩은 기가 막힌 변비약이라고 할 수 있다.

9. 위가 안 좋을 때

- **연근 생즙과 양배추즙**
  위가 좋지 않은 사람에게 연뿌리와 양배추가 좋다. 우선 연근을 흐르는 물에 씻은 다음에 껍질을 벗기고 강판에 곱게 갈아 꼭 짜서 생즙을 만든다. 이 생즙을 소주잔으로 한 잔 정도씩 빈속에 하루 3번 정도 먹으면 된다. 또 양배추도 믹서에 갈아 그 즙을 먹으면 좋다.

  ※ 연근은 소화성 궤양으로 잠혈이라는 증상이 있을 때 사용하면 좋다. 연근은 신경의 피로를 회복시키는 작용이 있을 뿐 아니라 지혈작용이 강해 잠혈 치료에도 도움이 된다.

- **토마토와 감자를 갈아서 섭취**
  아침에 토마토(중간 크기) 1개와 감자 1/2개를 믹서에 갈아서 공복에 마신다. 원래 신경성인 사람은 이것을 먹으면 위장이 편안해진다. 토마토와 감자가 제철인 5~8월까지 계속 먹는데, 정말 1년 건강이 보장될 정도이다.
※ 감자는 속쓰림에 좋다. 위산과다, 위궤양 등에 치료제로 쓰이는 게 그 때문. 껍질 벗긴 감자를 강판에 갈아 컵에 받아두면 밑에 앙금이 가라앉고 위에 물이 뜨는데, 가라앉은 앙금만 건져서 공복에 먹으면 속쓰림에 효과가 있다.

10. 감기에 걸렸을 때

· 감기엔 백년초
백년초 300g에 사이다 5컵을 부어 우린 다음 그대로 마시면 감기에 좋다 사이다의 단맛 때문에 먹기도 쉽다.
※ 백년초는 선인장의 열매로, 더위 타는 것을 방지하는 효과도 있다.

· 기침 감기엔 생강+파뿌리+꿀+대추+배
물 3ℓ에 생강 3뿌리, 파의 흰 뿌리(수염까지) 1단 분량, 꿀 2/3컵, 대추 1공기, 배 1개를 넣어 푹푹 끓인다. 물이 3ℓ에서 반으로 줄어들 때까지 끓인 뒤 불을 끈다. 여름엔 냉장고에 넣어두었다가 음료수로 시원하게 먹어도 좋은데, 감기에 걸렸다면 따뜻하게 데워 수시로 마시면 정말 효과적이다.

· 무즙을 꿀에 재워 수시로
약을 먹을 수 없는 임신 기간중, 감기 걸렸을 때마다 먹으면 좋다. 목이 칼칼하거나 기침이 조금 난다 싶으면 무즙을 내서 꿀물에 재워두었다 먹는다. 전기밥솥에 무즙과 꿀을 섞어 삭힌 다음 잘 때 한 컵 정도씩 먹으면 정말 놀랍게도 목이 좋아진 것을 느낄 수 있다. 삭히지 않고 먹기도 하는데 이땐 무의 매운 맛 때문에 힘들다.

11. 충치

· 좋은 식품 : 가지장아치, 가지꼭지, 명반 가루, 솔잎, 석류잎, 명아주잎

· 치료
 * 묵은 가지장아치를 지긋이 물고 있는다.
 * 태운 가지꼭지 가루를 아픈이의 구멍속에 넣어주면 통증이 멎게 된다.
 * 명반가루를 충치에 발라주면 통증이 가라앉게 된다.
 * 솔잎을 태워서 아픈 이에 바르면 유효하다.
 * 석류나무 잎을 달여 그즙으로 양치질을 하면 통증이 가라앉는다.

* 말린 명아주 잎을 달여서 즙을 입에 물고 있으면 통증이 멎는다.
* 벌집을 물에 담가서 울궈낸 물로 자주 양치질을 한다.
* 소금 : 짙은 소금물로 양치질을 한다. 또는 아픈 이로 소금을 깨문다.
* 매실 : 매실 장아찌의 과육을 아픈 쪽 볼에 붙인다. 매실장아찌를 검게 구워 아픈 이에 문지른다.
* 국화 : 생잎을 소금으로 문질러 그 즙을 바른다.
* 파 : 하얀 부분을 아픈 이로 깨물고 있으면 치통이 없어진다.

12. 입냄새

· 좋은 식품 : 차잎, 남천촉, 석류, 솔잎, 구기자 뿌리, 이질풀, 천궁

· 치료

* 차잎을 생으로 조금씩 씹으면 냄새가 안난다.
* 마늘이나 부추를 먹어서 나는 냄새에는 남천촉의 잎을 달여 마신다.
* 석류 열매나 잎의 즙으로 하루 3-4회 입을 행군다.
* 솔잎 대여섯 개를 씹어도 유효하다.
* 구기자 뿌리의 껍질을 적당히 달여 그즙 으로 입을 행궈내면 유효하다.
* 대체로 엽록소가 짙은 잎을 씹으면 입냄새가 가시는 효과가 있다. 엽록소에는 탈취작용을 하는 성분이 있다는 것이 최근의 연구에 의해 알려졌다.
* 대나무 껍질을 태워 가루를 만들어 그 가루로 양치질을 하면 치석도 제거되면서 입냄새도 없어진다.
* 입안이 허는 데는 이질풀 한줌을 3홉의 물로 반이 되게 달여 이 즙으로 양치질을 하면 좋다.
* 입가가 헐었을 때는 범의귀를 구워 가루를 내어 참기름에 개어 바르면 매우 효과가 있다.
* 위장병 때문에 입냄새가 날 때는 천궁을 잘게 썰어 입안에 넣고 있으면 효과가 있다.

13. 치통

· 좋은 식품 : 소금, 파, 무우, 매실, 마, 검은콩, 박하, 질경이, 벌꽃, 국화, 삼지구엽초

· 치료

* 소금을 아픈 이에 물고 있는다.

* 소금을 밥으로 반죽하여 문종이에 펴서 아픈 볼에 붙인다.
* 파 흰뿌리를 물고 있으면 통증이 가라앉게 된다.
* 무를 강판에 갈아서 잇몸과 볼 사이에 넣는다.
* 매실을 태워 아픈 이에 바르면 통증이 멎는다.
* 검은콩을 삶아서 그 즙을 물고 있으면 통증이 가라앉는다.
* 박하 생잎을 손으로 잘 비벼서 아픈 이에 물고 있으면 효과가 있다.
* 질경이 생잎에 소금을 약간 넣고 으깨어 아픈 이로 지긋이 물고 있으면 통증이 가라앉는다(몇 번 반복한다).
* 벌꽃 생잎을 물고 있어도 유효하다.
* 국화 생잎에 소금을 약간 넣고 짓찧어 그 즙을 아픈 이와 그 언저리 잇몸에 바르면 통증이 멎게 된다.
* 마른 삼지구엽초를 달여 그 즙을 입에 물고 있으면 잇뿌리가 흔들리는 치통에 유효하다.

14. 잇몸에서 피가 날때

· 좋은 식품 : 레몬, 무우, 소금

· 치료

* 매일 레몬을 반개씩 1주일간 계속해서 먹는다.
* 무즙에 소금을 약간넣고 양치질을 한다.
* 굵은 막소금으로 잇몸을 문질러주면 유효하다.

15. 습진

· 좋은 식품 : 노나무, 삼나무, 꿀, 생강, 쑥, 복숭아

· 치료

* 개오동 나무(노나무) 잎을 달인 즙으로 환부를 습포하면 매우 효과가 있다.
* 삼나무 잎을 달여 환부를 자주 씻으면 낫는다.
* 꿀을 물에 타서 2-3회 바르면 효과가 있다.
* 생강을 썰어서 붙이면 효과가 있다.
* 떡쑥 전초와 고추를 함께 태워 가루를 만들어 참기름에 개어 바르면 낫는다.
* 복숭아 잎을 짓찧어 즙을 내어 바르면 낫는다.

* **비파** : 잎을 달인 액으로 습포를 한다. 잎을 불로 구워 뜨거울 때 환부를 누른다.
* **개구리밥** : 전초를 그늘에 말려 하루 분량으로 2~5g을 200~300cc의 물로 절반이 될 때까지 달여 식전에 마신다.
* **백굴채** : 생잎이나 줄기에서 나오는 즙을 마신다.
* **황백** : 내피(속껍질)을 진하게 다려서 액을 바른다.
* **수세미** : 수세미 꼭지를 검게 구워 가루로 만들어 참기름에 개어 바른다.
* **노간주나무** : 줄기를 불에 구워 스며 나온 기름을 바른다. 줄기를 진하게 다린 다음 액을 발라도 좋다
* **쌀겨** : 신선한 쌀겨를 창호지로 싸서 불로 구워 배어 나온 기름을 바른다.

16. 두드러기

· 좋은 식품 : 무, 결명자, 사과, 호도, 우엉

· 치료

* 무를 갈아 헝겊에 싸서 환부를 문질러주면 낫는다.
* 결명자를 달여 차 대신 마시면 정장 작용을 하기 때문에 매우 효과가 있다
* 사과초를 자주 바르면 즉시 낫는다(버짐이나 농가진에도 유효).
* 호두의 청피(설익은 겉살)를 짓찧어 유황가루에 개어 바르면 낫는다
* 우엉씨를 볶아 개구리밥을 등분하여 박하탕으로 1돈씩 조석으로 복용한다
* **오갈피** : 꽃을 달여 마신다.
* **차조기잎** : 말린 잎을 달여 액을 마시면 고등어, 참치 등 푸른 생선을 먹고 두드러기가 났을 때 효과가 있다.
* **벗나무** : 내피(부드러운 속껍질) 5~10g을 500~600cc의 물로 절반이 될 때까지 달여서 하루 두세 번으로 나눠 마신다.
* **사철쑥**(인진) : 말린 줄기와 잎 10~20g을 달여 마신다.
* **팽나무** : 잎을 진하게 달여 환부에 바르면 가려움이 낫는다.
* **치자** : 햇볕에 말린 열매 10~20g을 달여 하루 두세 번으로 나눠 마신다.
* **칠엽수** : 나무껍질 5~10g을 달여 하루 두세 번으로 나눠 마신다.
* **석결명초** : 종자를 달여 마시면 급성 두드러기에 효과가 있다.

17. 무좀

· 좋은 식품 : 분겨, 석류, 후추, 오배자

· 치료

* 분겨(粉糠) 기름 바르면 매우 효과가 크다.
* 석류 파괴나 근피(根皮)를 달인 즙을 바르든가 뿌리를 짓찧어 그 즙을 바른다.
* 후추와 오배자를 같은 비율로 가루를 만들어 물에 개어 붙이면 특효약이 된다.
* 무화과나무 : 과실과 잎에서 나오는 하얀 액을 환부에 문질러 바른다.
* 차조기 : 생잎을 비벼 즙을 바른다.
* 엽차 : 찌꺼기를 말려 분말로 만들고 환부를 싸고 헝겊을 감아둔다.
* 매실 : 어린 잎을 썰어 자루에 넣어 목욕제로 사용한다.
* 개오동나무 : 생잎을 비벼 즙을 바른다.
* 감귤 : 귤 껍질을 말려(진피) 불에 태워 그 연기를 환부에 쏘인다.
* 알로에 : 젤리 상태로 만들어 환부에 붙이고 헝겊으로 싸맨다. 마르면 갈아 붙인다.
* 식초 : 뜨거운 물에 식초를 타서 환부에 담근다. 한번에 20~30분씩 시행하면 좋다.

18. 여드름

· 좋은 식품 : 삼백초, 범의귀, 복숭아꽃

· 치료

* 삼백초를 달여 차 대신 매일 마신다.
* 범의귀를 짓찧어 그즙을 마시고, 바르면 유효하다.
* 흰복숭아꽃과 동아씨를 함께 짓찧어 붙이면 없어진다.
* 계란 : 흰자위를 환부에 바른다.
* 쇠비름 : 생 줄기와 잎을 진하게 달여서 환부에 바르거나, 때때로 환부를 씻는다. 생 줄기와 잎을 비벼 짠 즙을 그대로 환부에 발라도 좋다.
* 범의귀, 삼백초 : 모두 생잎을 으깨어 짠 즙을 환부에 바른다. 삼백초가 없을 때는 범의귀 잎만 비벼 짠 즙을 발라도 좋다.
* 복숭아, 동아 : 절반쯤 벌어진 복숭아 흰 꽃과 동아 종자 가루 낸 것을 같은 양씩 서로 으깨어 즙을 짜 환부에 바른다. 동아가 없을 때는 복숭아의 흰 꽃만 즙을 짜도 좋다.
* 새삼 : 줄기를 비벼 나온 즙을 환부에 바른다.

19. 탈모증

· 좋은 식품 : 뽕나무 뿌리, 구기자잎, 감국잎, 옥수수기름

- 치료
  * 뽕나무 뿌리를 껍질을 벗겨내고 잘게 썰어 100cc의 물에 15g가량 넣고 반량이 되게 서서히 달여 그 즙을 모근에 문질러 바르면 탈모를 막을 수 있다.
  * 구기자 생잎을 달인 즙으로 머리를 감으면 머리털이 빠지는 것을 멈추게 할 수 있다.
  * 감국잎 달인 즙으로 머리를 자주 감으면서 모근을 문지른다.
  * 복숭아 잎을 달여서 그 즙으로 머리를 감아도 효과가 있다.
  * 매일 조석으로 옥수수 기름 한숟갈씩을 1-2개월간 복용하면 머리카락 빠지는 것이 방지될 뿐만 아니라 머리털도 광택이 난다.
  * **벽오동** : 생나무 껍질을 갈아 으깨어 즙을 낸 후 두피에 바르고 맛사지한다. 열매를 검게 구워(질그릇에 열매를 넣고 약한 불로 연기가 나지 않을 때까지 구워 식으면 뚜껑을 열고 열매를 분말로 만든다) 참기름을 섞어 환부에 매일 여러 번 바른다.
  * **고추** : 고추 10g을 적당히 썰어 약용 알콜 100cc에 담구고, 1주일 정도 지난 후 머리에 바르고 맛사지 한다.
  * **자주쓴풀** : 햇볕에 말린 전초를 진하게 달여 환부에 바른다.
  * **마늘** : 생마늘을 갈아 즙을 만들어 환부를 따끈한 수건으로 두들긴 후 바르면 효과적이다.

20. 땀띠

- 좋은 식품 : 오이, 계란, 복숭아잎, 수세미, 미나리
- 치료
  * 오이를 썰어서 붙이면 가려움도 가라앉고 1일 5-6회 가량 1주일간 계속하면 낫는다.
  * 달걀 흰자위를 발라주어도 효과가 있다.
  * 복숭아 잎을 달여 그 즙으로 찜질을 하든가 또는 그 즙을 탕에 섞어 목욕을 하면 매우 유효하다.
  * 수세미 물을 발라도 효과가 있다.
  * 미나리 생즙을 바르면 매우 효과가 있다.
  * 오이덩쿨에서 나오는 즙을 받아서 바르면 낫는다.
  * 여러 날 물에 불린 좁쌀을 맷돌에 갈아서 옹기나 사기그릇 또는 유리그릇에 담아 두었다가 앙금 위에 생기는 맑은 물로 땀띠를 씻어주면 말끔히 낫는다.

21. 숙취해소 민간요법

오이, 참외즙이나 칡뿌리즙과 연뿌리, 배추즙, 녹두가루, 쇠비듬즙, 갈잎즙, 검은콩, 은행이나 빈대떡 등을 섭취하는 이유는 민간요법에 근거를 두고 있다.

- **오이** : 음주 중 함께 안주로 먹어 주독을 덜 수 있는 것으로 인삼 외에 오이를 꼽을 수 있다. 오이에는 탄수화물, 팬배산, 페그닌 등 페그닌 외에 칼륨과 인산 같은 무기질과 비타민 A, C가 들어 있다. 오이는 탁월한 이뇨제로 알콜 성분을 배설하는데 도움을 줄 뿐 아니라 구토증을 가라앉히는 역할을 한다. 오이는 음주시 생(生)으로 먹어도 좋지만 음주 후 당근이나 사과, 귤 등과 함께 즙을 내서 마신다. 과일과 함께 믹서에 갈아 타서 마셔도 좋다.
- **녹두** : 녹두 1되에 물 5되를 붓고 이것이 2되 가량 될 때까지 끓인다. 그 후 이를 자루에 넣고 짜면 녹두죽이 된다. 여기에 흑설탕이나 꿀을 타면 맛 좋은 녹두차가 된다. 이것을 잘 보관해두고 수시로 마시면 열이 내리고, 정신이 맑아지며, 소변이 잘 통하고 주독도 없어진다.
- **사과 식초** : 과음시 1티스푼의 사과 식초를 한잔의 물에 타서 마시면 효과적이다.
- **수박 껍질** : 수박 껍질을 잘 말려 두었다가 과음으로 위가 쓰릴 때, 물에 달여서 마시면 독이 쉽게 풀린다.
- **솔잎** : 솔잎을 크게 한줌 따서 깨끗이 씻고 양배추 3~4잎, 양파 큰것 1개, 감자 큰 것 1개, 도라지 한줌, 당근 큰 것 1개, 부추 한줌, 과일 어느 종류든 1개(배가 좋다.)를 한꺼번에 갈아서 생즙을 만들어 먹는다. 이 즙은 성인병 예방, 치료에 가장 효과적이다. 무엇보다 꾸준히 장기 복용하는 것이 중요하며, 방법은 한 컵 정도를 조석 공복에 먹어야 한다. 6개월 이상 지속되면 건강도 호전되고 음주 후의 숙취현상도 사라진다.
- 수정과도 술의 독을 푸는 데 좋다.
- 배추씨 1 차 스푼을 가루로 만들어 1컵의 냉수에 타서 마신다.
- **갈근즙(葛根汁)** : 음주 후 갈증, 구토, 설사 등을 일으키는 사람은 갈근을 구해 달여 먹도록 한다. 갈증 해소에도 특효이며 여기에 꿀을 타 마시기도 한다. 이 갈근은 중국에서는 껍질을 벗겨 고기 요리에 쓰는데 이것을 요리에 사용하면 고기가 연해지고 지방을 제거하여 느끼한 맛을 없앨 수 있다. 따라서 지방의 흡수 체질로 비만으로 고민하는 사람에게 환영받을 만한 식품이다. 특히 술을 좋아하는 사람에게는 필수적인데 한달에 두 번쯤 갈근탕을 마시면 주독이 풀리고 신경통에도 효과가 있다. 그리고 알콜 중독자에게는 갈근 말린 것 150g, 잉어 150g, 술 1.8ℓ를 400cc가 될 때까지 달여 마시면 효과가 크다. 특히 위장이 약한 사람에게 권할 만하며 술 마신 뒤 복통이 따르는 경우는 매실을, 그리고 위염이나 설사 증세가 있을 때는 이 갈근즙을 달여 먹으면 좋다.

- 인삼 : 주독을 다스리는 데는 인삼만큼 좋은 게 없다. 값이 부담되면 수삼이나 미삼도 좋다. 인삼에는 체내 알콜 제거 속도를 2배 가량 촉진하는 효과가 있으며 인삼에 진피, 생강, 대추 등을 넣고 다려 마시는 것이 효과적이나 간단하게 물 500cc에 인삼 10g(보통 6년근 한 뿌리)와 대추 2~3개를 넣고 은근한 불에 천천히 달여 하루에 2~3차례 마시면 술 때문에 생긴 탈을 쉽게 다스릴 수 있다. 인삼은 음주 후에 먹어도 좋지만 술과 함께 먹어도 알콜 해독 효과를 얻을 수 있다. 수삼을 안주로 하여 술을 먹으면 이상적이다.

- 오두탕(五豆湯) : 술을 계속해서 마시는 사람은 평소 오두탕을 만들어 놓고 수시로 마시는 것이 좋은데, 오두탕은 음주 후 갈증을 멈추게 할 뿐만 아니라 술로 인한 간장의 손상을 회복시켜 주는 효과가 있다. 오두탕을 만드는 방법은, 마른 칡과 감초 각각 600g, 관중(貫衆) 320g 과 검정 콩, 누런 콩, 녹두, 푸른 콩, 팥 등 다섯 가지 콩 각 40g 씩을 10ℓ의 물에 넣고 푹 고아 독에 거르면 된다.

- 야자열매 : 직업상 술을 날마다 마시는 사람이 가끔 뼈마디가 아프거나 뼈마디를 움직일 때에 맞부딪치는 것 같은 통증을 느끼게 되는 경우가 있는데, 이렇듯 술독으로 인해 관절에 가벼운 염증이 있을 때는 야자스프가 최고다. 만드는 방법은, 야자 열매를 절반으로 잘라 야자액이 담긴 아래쪽에 깨끗이 씻은 검은콩 20g을 넣은 후 뚜껑을 닫고 이쑤시개로 고정시킨 다음 큰 접시에 올려놓고 그대로 4시간 동안 찐다. 다져서 속에 생긴 스프에 알맞게 소금으로 간을 하여 마시면 된다.

암 · 질병
예방과 치료에 도움주는
기적의 야채스프

2009년 4월 30일 초판 8쇄발행

엮은이 최 현
펴낸곳 도서출판 다문
펴낸곳 서울시 성북구 보문동 4가 90-4호
등록 1985년 5월 10일 · 등록번호 제6-85호
전화 02-924-1140

책값은 표지의 뒷면에 있습니다.

ISBN 89-7146-022-9 03380

* 저자와 협의에 따라 인지 부착을 생략합니다.
* 무단 전재 및 복제할 경우 법에 의해 제재를 받을 수 있습니다.